JN087661

健康と社会

（新訂）健康と社会（'23）

©2023　戸ヶ里泰典

装丁デザイン：牧野剛士
本文デザイン：畑中　猛

s-75

まえがき

　放送大学授業科目「健康と社会」は2011年4月より開講されました。前版のまえがきには，疾病構造が転換し慢性疾患が急増する中，病気と付き合いながら社会生活を送る人が増えていることを踏まえつつ，次のように述べられました。「『健康への科学』はもはや生物医学のみでは成り立たなくなっている。行動科学，社会科学など社会諸科学がリンクされたものであることが強く求められている。また一市民であっても，つまり保健医療の専門家ではなく市民・住民の立場であっても，保健医療の主体者，賢いユーザー，良識ある社会人として考え行動していくことが重要になってきている」。

　しかしこの十有余年の間にも「健康と社会」をめぐって私たちの考え方や生活を一層大きく変化させるいくつかの出来事がありました。第一が東日本大震災と福島第一原子力発電所事故の経験です。福島第一原発事故では核燃料の冷却システムが停電により停止し，燃料棒が溶解し，冷却水が高濃度の放射性物質を含んだ水蒸気となり，様々な形で大気中に放出されました。その結果被災地周囲だけでなく，東北・関東の各県に放射性物質が飛散しました。メディアでは連日放射線量の人体影響に関する解説がなされるとともに，各地域のモニタリングポストにおける放射線量が報道され，一喜一憂する日々を送ったことは記憶に新しい方も多いと思います。政府は「ただちに健康に影響はありません」と端的なもののわかりにくい説明に終始し，自分自身で健康影響について判断し行動することが求められました。市民の中にはガイガーカウンターを購入する人や，福島県をはじめ東北地方産や関東地方産の農作物，水産物などの購入を避ける人も多く生じました。東北・関東地方を避けて西

日本に転居した人もいました。放射線量と医学的影響という専門知識を，現在の最新の状況とともにどのように把握し，それを生活者としてどのように考えていく必要があるのか迫られる経験でした。

　第二が東京オリンピック・パラリンピックの開催準備にあいまって，急速にグローバル化が進展し，特にマイノリティに位置する人々に対する人権擁護や尊重の動きがあったことです。この間円安も手伝って多くの海外からの観光客が来日し「おもてなし」の準備とあわせて人種の壁を越えた交流の重要性に直面しました。同時に国際的にも立ち遅れていた男女平等をはじめとした人権意識も国際水準に上がるように努力が進みました。さらに同性パートナーシップ条例を施行する自治体の増加など，性的マイノリティである人々への配慮や人権意識が目に見える形で変わってきたように思います。

　第三がCOVID-19の蔓延に伴う健康にかかわる様々な経験です。蔓延初期には，感染者は批判を受け，医療者やその家族すらも差別を受けることが問題になりました。「三密」を避ける，というスローガンで呼びかけられたように私たちの生活行動の変容も迫られました。連日メディアでは新型コロナウイルスに関する様々な情報が飛び交い，専門家と非専門家の区別がつかない状況になり，原発事故の時のように，どこ・誰の話を信頼して生活すればよいのか迫られました。ワクチンや治療薬の開発が急速に進み，国の政策でほとんどの成人がワクチン接種を行いました。第4波，5波以降は蔓延が広がり，誰もが気づかぬうちに感染し無症状でウイルスを拡散しうることがわかりました。自身の感染予防よりも自身からのウイルスの拡散を予防する方に軸足をおいた意味でマスクを着用する認識が広がり，感染者に対する批判や差別は止んでいきました。第6波，7波になると重症化しにくいウイルス株であることがわかり「ゼロ・コロナ」を目指す管理ではなく「ウィズ・コロナ」を目

指し一人ひとりに日常生活の再建を求められるようになりました。

　こうした様々な出来事や，社会状況に伴って，私たちの生活は左右されてきました。そして今後も左右され続けていくでしょう。共通して言えることは冒頭に紹介した「保健医療の主体者，賢いユーザー，良識ある社会人として考え行動していくこと」の重要性が益々強まっているということではないでしょうか。また，初版以降本書で解説を行ってきた基礎的な知識や理論も普遍的な価値があり続けています。「健康と社会」の科目はこれまでも例年きわめて多くの受講者があり，医療系・看護系以外のバックグラウンドをもつ学生からも好評を得ているようです。こうしたことから「健康と社会」は二度の改訂を経て引き続き放送大学で開講されることになったものと理解しています。

　今回の改訂では主任講師が交代するとともに，執筆者も世代交代し，大きく様変わりすることとなりました。しかし冒頭に示した基本的な科目の方針は変わることなく構成をしています。執筆陣も社会学系，保健・健康科学系，様々な立場からご参加いただくことがかないました。いずれの先生も当該領域での教育・研究の経験豊富な方々です。またいくつかの章では，当事者や実践家など多彩なゲストをお招きして放送授業を組んでおり，コラムにはその概要を記載しています。ぜひ放送授業と合わせて学習を進めていただきたいと思います。

　本書が絶えず変化する社会の中で，皆さんが一市民・生活者として健康に生きていくうえでの道しるべとなることを執筆者一同願ってやみません。

2022年9月
執筆者を代表して
戸ヶ里泰典

目 次

viii

1 │ 健康・社会とは何か

│ 戸ヶ里泰典

《学習のポイント》 健康と社会を学んでいくうえで，健康とは何か，社会と
は何かについておさえておくことが必要である。しかしこれらの用語には
様々な定義があり，一意にとらえることは難しい。そこで，健康および社会
の意味や定義について，その歴史的な変遷をおさえつつ，今日的な意味を考
えていく。
《キーワード》 健康，社会，疾患，病気，健康の定義

1. 健康とは何か

（1）健康という用語

　私たちは普段から「健康」という用語をよく使ったり耳にしたりして
いる。しかし改めて「健康」の意味を聞かれると戸惑う人もいるかもし
れない。多くの場合は病気がないことや，元気なこと，というような意
味ととらえているだろう[a]。「健康」という用語は古くから日本にある言
葉ではなく，江戸時代後期から明治期にかけて英語 "health" の訳語と
して導入されたといわれている[1]。導入された当初は客観的・医学生物
学的に良好な状態を指したが，その後学術的にはほとんど使われなくな
り，明治・大正期には主に一般用語として定着した。20世紀に入り，
「衛生」や「保健」という用語が学問分野の名称や学術用語として登場
するが，「健康」という用語は1970年代の医学辞典にも登場していな

---

a）日本国語大辞典（小学館，第二版）では，「①体の状態。体の良い状態に重点
　を置いて異状があるかないかという面からいう。②体のどの部分にも悪いところ
　がなく，元気で丈夫なこと。また，その様。精神の面についていうこともある。
　壮健。健全。」とある。

い[b]。「健康」という用語が学術の領域で盛んに用いられるようになったのはこの数十年の間であり，国際的な動き[c]を受けて1980年代後半から90年代のあたりにかけて登場する頻度が増えてきた[1]。

　この授業では健康と社会について考えていくが，はじめに「健康」とは何かについて，学術的にどのような意味を持つものとして定義されるのか，というところからおさえていくこととする。

（2）WHO の「健康の定義」に対する批判

　1948年に WHO（世界保健機関）は健康を "Health is a state of complete physical, mental and social well-being and not merely the absence of disease or infirmity."（健康とは，病気でないとか，弱っていないということではなく，肉体的にも，精神的にも，そして社会的にも，すべてが満たされた状態にあることをいう）と定義した[2]。

　英語の "health" の起源をみると，古英語の "hælth" から派生したといわれている。これはさらにゲルマン語起源の古英語 "hal"[d] から派生した語で，これは「全体」「それ自体で完成しているもの」という意味を持つ[3]。"health" がさらに "complete well-being"（すべてが満たされた状態）であるという WHO の定義に対して，1990年代には特に英語圏の人たちからは，現実的でないという多くの批判が生じた。

---

b）「健康」や「健康増進」という用語は1970年代以前から法令文中には登場していた。

c）WHO が1979年に採択したアルマ・アタ宣言と呼ばれる宣言文の中で「すべての人々に健康を（health for all）」がスローガンとして提示された。その後 WHO は1986年にヘルスプロモーションのためのオタワ憲章を制定し，ヘルスプロモーション・ムーブメントと呼ばれる学術界での国際的な動きが見られた。ヘルスプロモーションは「健康推進」（あるいは「健康増進」）と訳された。

d）英語では "hal" は "hail" になり，挨拶や乾杯の際に健康の意味で使われる。ドイツ語では "heil" に派生して英語よりも明確に使われている。ドイツ語では "heil-kunde"（医学）と "heil-kunst"（治療）は一般的な医学用語であり，"heiler" は伝統医療・代替医療の提供者を意味する。"heilfroh" は完全に幸せあることを意味している。"Heiland" は救世主（キリスト）という意味である。

　また，イスラム系の人たちからは "spiritual"（スピリチュアル）と "dynamic"（動的）の用語を加えるべきという批判があった。これは11世紀ペルシャの哲学者で医師であるイブン・スィーナーが記した医学書である『医学典範』における健康の定義に基づいた指摘であった[2]。『医学典範』は20世紀初頭にかけてのイスラム圏で読み継がれ，ラテン語に翻訳され近代のヨーロッパ医学にも影響を与えた医学書である。

　健康の定義の修正が提案された1999年の第52回 WHO 総会では，早急に審議する必要性が低い事項とされ，修正は見送られた。以降も現在に至るまで様々な批判がある中，およそ80年にわたって WHO における正式な定義として使用され続けている。日本の保健医療福祉系専門職のためのテキストにもたびたび取り上げられている。これに対して，様々な研究者により別の定義が提示されているので，**表 1-1** に整理した。WHO の定義で不足している点として，大きくは次の 3 点にまとめられるだろう。

　第一に，単に病気ではないということも健康である，という点である。医療技術や治療方法の開発では，疾患を見つけて取り除くという作業を行っている。病気がない状況を作り出すことを目指すということは，医学の発展や技術開発において健康に対する重要な見方となってきていることは間違いないだろう。また，厚生労働省が一般住民に行った健康意識に関する調査において，普段の健康状態を判断する際に重視した事項では「病気がないこと」が63.8%で最も多い[8]という結果が出ていた。つまり，普段の私たちの生活においても「病気がないこと」を健康と考えている人が多いということを意味している。

　第二に，適応する力としての健康の視点が必要という点である。慢性疾患や障害の管理も含めて，生活や人生上の様々な出来事に上手く対処していく力として健康を見ることが必要である。この力としての健康と

4

表1-1　様々な健康の定義

提唱者	定義の内容
WHO[2]	健康とは，病気でないとか，弱っていないということではなく，肉体的にも，精神的にも，そして社会的にも，すべてが満たされた状態にあることをいう
アントノフスキー[4]	疾病生成論（pathogenesis）では「二分法」の健康，つまり病気がない状態が健康であるとする。健康生成論（salutogenesis）では「連続体」の健康，つまり健康破綻（dis-ease）の極と健康（health-ease）の極を持つ連続線上のどこかに位置するものが健康であるとする
サルトリウス[5]	①健康とはいかなる疾患や障害もないこと，②健康とは日々の生活でのあらゆる要求に適切に対処できる状態，③健康とはバランスの状態で，個人内および個人と社会・物理的環境との間の平衡状態を指す
フーバーほか[6]	健康とは適応しセルフマネジメントする能力である
ゴウピチャンドラン[7]	健康とは，時間に依存し，最適な身体的・精神的・社会的・感情的・スピリチュアルな機能の相対的状態で，社会的に許容可能な方法で自己実現を達成するために生活状況に上手く適応することである

いう視点は，健康をある「状態」として静的に見るのではなく，ダイナミック（動的）にとらえる点とも重なるだろう。特に1990年代から「障害パラドックス（disability paradox）」が話題となっており，心身に障害がある人でも，健康や生命・生活・人生の質であるクオリティオブライフ（quality of life：QOL）が高い水準を保つ人が少なくないことがわかっている[9]。このことは障害があるという状態よりも，それを乗り越えて良好な生を実現する動的な面に注目することの重要性を意味している。

　第三に，健康を個人のスピリチュアルな側面や自然環境との折り合い
も含む，より包括的で生態学的な視点でとらえていくことが必要という
点である。「スピリチュアル」の和訳が難しいこともあり解釈が難しい
と感じる人も少なくないだろう。「スピリチュアル」は日本語の「精
神」という用語に内在しているともいわれるように，「信念」や「魂」
といった意味内容を含むことも考えられるだろう。また，生態系の中で
自然と上手く共存できていることもまた重要な要素になるだろう。

　近年では地球規模の健康への配慮の必要性が強くいわれており「プラ
ネタリーヘルス（planetary health）」と呼ばれている。プラネタリーヘ
ルスとは，「人類の将来を形作る人間（政治・経済・社会）システム
と，人類が繁栄できる安全環境を限定づける地球の自然システムに賢明
に配慮することを通じ，世界規模で高水準の健康，ウェルビーイング
（良好な状態），公平性を得ること」[10]とされている。似た用語にワンヘ
ルス[e]，グローバルヘルス[f]があるが，さらに包括的な意味を持ってい
る（**図 1-1**）。気候変動や海洋汚染，自然災害を含む地球全体の環境を
私たちの健康と深く結びつけるとともに，次世代における健康について
も含意している概念となっている。

（3）健康は目的か手段か

　健康を取り上げる際によく問題にされることが，健康は目的であるの
か，手段であるのか，という点である。健康長寿や（健康）寿命の延伸
といったスローガンで国や自治体の健康政策が掲げられていることを見
ると，健康が目的化されているのではないかと思う人も少なくないだろ
う。そもそも寿命の長さ（あるいは死亡率の低さ）をもって健康の指標
とすることは適切だろうかと疑念を抱く人もいるかもしれない。

---

e）地球上に暮らす人間，動物，環境の 3 者が協調して，3 者すべての健康を維
　持，増進させる取り組みのこと（日本国際医療学会国際保健用語集より）。
f）世界中のすべての人々の健康の改善と健康の公平性の達成を優先させる研究，
　実践の分野[11]。

6

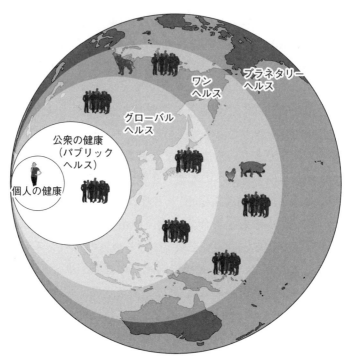

図1-1　プラネタリーヘルスのイメージ図
（Forbes. What Is Planetary Health?
https://www.forbes.com/sites/johndrake/2021/04/22/what-is-
planetary-health/?sh=13f83fb22998 より作成）

　目的か手段か考える前に，寿命の長さや死亡率の低さが健康の指標に
なるのか，という点について整理しておこう。長生きすること，長寿を
保つこととは，病気にかからない，かかる回数が少ない，あるいは事故
に遭わないということの裏返しともいえる。病気にかからない，事故で
けがをしないということはすなわち健康である，という解釈ができるた
めに，健康の指標として死亡率の低さや寿命（0歳児余命）が用いられ

る。もちろんここでの健康の定義は，「病気でないこと」である。

　健康が目的化されることに対して，最もよく指摘される点が「ヘルシズム（健康主義）」という偏った考え方に対する警鐘である。ヘルシズムは，1980年代に政治学者のロバート・クロフォードによって「医療の助けがあるとないとにかかわらず，主に生活スタイルの変容を通じて得られるウェルビーイング（良好な状態）とその達成としての健康へのこだわり」と定義されたイデオロギーともいえる考え方を指す[12]。日本語では健康第一主義あるいは健康中心主義とも呼ばれている。健康に良いとされる健康食品や健康器具や，健康法に関する記事や書籍がもてはやされて売れ行きが良いのは，ヘルシズムという考え方を持つ人が多いから，と整理できる（健康食品を含む補完代替医療については第14章参照）。ヘルシズムは本来医療が対象としていなかった症状や対象を医療の対象とする「医療化」という考え方（第13章参照）とともに提示され，医療や医療専門家による関心を超えて，人々にとって人生上の重要課題となるくらい健康の価値が高められた挙句，そうしたビジネスが成立し，結果的に医学領域の拡大を進めていると批判されている。

　WHO は1986年に「ヘルスプロモーション（健康推進）のためのオタワ憲章」という各国の健康政策に関する指針を発表しており（第15章参照），ここで，健康は日々の生活の資源の一つであり，生きるための目的ではないと明言した。当時議論となっていたヘルシズムに対する批判があって明記するに至った可能性もある。

（4）健康を手段とみなすことの問題点

　その一方で，健康を自己実現や生きる目的ではなく，その手段であるとみなすことにもいくつか問題がある。一つは健康でないことは自己実現や生きる目的の達成ができないということになり，病気や障害がある

人に対する偏見や差別を助長してしまう可能性である。さらに健康を手段として目指すことになる自己実現や生きる目的の優劣に波及するという点も考える必要があるだろう。つまり，健康が手段となる場合，健康でなく障害がある人が実現できることと，健康で障害がない人が実現できることの差異も強調され，健康でない人は価値がないという発想が生まれてしまうのではないだろうか。

　二つ目は，ヘルシズムとは違う意味で個人の健康が市場経済，労働市場の商品となって消費されてしまう点である。自己実現に向けて努力している会社員を例に考えてみよう。職場において会社員による努力は消費される労働力商品ともいわれており，それが極端になるとバーンアウト（燃え尽き症候群）や過労死・過労自殺が起こるかもしれない。近年では経済産業省が「健康経営」[g]を掲げているが，最終目的としては企業における業績の向上と企業価値の向上としている[13]。ただし，ILO（国際労働機関）はディーセント・ワーク（働きがいのある人間らしい仕事）を掲げ，人間としての尊厳が保たれる仕事の必要を求めている。これは国連の持続可能な開発目標（SDGs）にも第8番目の目標として挙げられている（第9章参照）。

　以上の二つの点で扱った「健康」は，病気がないこと，元気なこと，というような一般的な意味であったといってもよい。しかし，第2項で整理したように，健康の定義は，単に病気でないことだけではなく，セルフマネジメント（自己管理）し適応する力でもあり，それが本人だけではなく周囲の環境とも大きくかかわり，人類のみならず，他の生物環境や，地球環境との適度な平衡関係によって成立するものであった。個人と個人を取り巻く環境とその適度な相互関係があっての健康である，となると，健康は人間一人の自己実現の手段と単純化してしまうことには問題があるだろう。もちろん健康が，人としての尊厳が保たれる活動

---

g）経済産業省によると，健康経営とは「従業員等の健康保持・増進の取組が，将来的に収益性等を高める投資であるとの考えの下，健康管理を経営的視点から考え，戦略的に実践すること」を指す[13]。

の手段であることは間違いないことである。そうでもありつつ，健康の実現は，生物環境や地球環境との平衡状態を得る観点からも，人として生きるうえでの目的でもあると理解するのが適切ではないだろうか。

2.　健康の見方・考え方

（1）客観的健康 vs 主観的健康

　健康状態はどのように測ることができるのか考えてみよう。職場健診で，血液検査や尿検査や胸部X線検査，心電図検査などを受けた経験がある人は，そうした検査を通じて健康状態は測るものだ，と考えるかもしれない。健康状態はこうした検査機器による検査データから把握される他，医師や看護師などの医療専門職が，触診や打診，聴診などをして把握することもあるだろう。こうしたいわゆる徴候（sign）に基づいて専門家により把握される健康のことを客観的健康という。

　その一方で，クリニックを受診した際にはじめにアンケートに回答することがある。あるいは，医師が「体調はいかがですか」と問診をすることがある。これは本人の自覚された症状や状態に基づくもので，主観的健康という。主観的健康は，症状チェックリストなどで自分でチェックをしたり，近年では健康関連QOL（生命・生活・人生の質）調査票といわれるアンケートに回答をすることで把握することもできる。1980年代ごろからは健康度自己評価（self-rated health）という方法で把握することも行われている[h]。健康度自己評価とは，「あなたの健康状態はいかがですか」という質問に対して，「とても良い，まあ良い，ふつう，あまり思わしくない，まったく思わしくない」の5段階で答え，たとえば「とても良い」から「ふつう」までを健康，「あまり思わしくない」「まったく思わしくない」を不健康，などとして把握する方法であ

---

h）近年日本語では「主観的健康感」と表現される場合もある。

る。

　1980年代ごろまでは，健康状態として把握されるものは客観的健康が
ほとんどであり，主観的健康については重要視されていなかった。しか
し多くの一般住民を対象として，健康度自己評価の結果を長期間追跡し
たところ，客観的健康を統計学的に調整しても[i]，健康度自己評価の結
果が死亡率を強力に予測するとした大規模な研究が1990年代に各国から
相次いで報告され，本人が自覚している健康の重要性が医療の世界で高
まってきた。近年では客観的健康と主観的健康の両者の重要性が認識さ
れている。

（2）生物医学モデル vs 生物心理社会モデル

　精神科医師のジョージ・エンゲル（George Libman Engel）は，1970
年代後半に当時の保健医療の考え方を席捲していた考え方を「生物医学
モデル（biomedical model）と呼び，新たな視点である生物心理社会モ
デル（biopsychosocial model）への転換が必要であると述べた。西洋医
学は科学的に発展し，人間の身体をくまなく分析し部分を明確にするこ
とで全体を物質的に明らかにする，という要素還元主義的，機械論的な
立場で発展してきた。しかし，そうした立場で疾患や不調をとらえるこ
とには限界があり，特に精神疾患やストレス関連疾患は，心理的あるい
は社会的な様々な要因をとらえることが必要になる。そこで，システム
論に基づいて，医学・医療は様々な要素が互いに作用し合い調和により
成り立つ，部分に還元することは難しいという点で，心理社会的側面を
加えた生物心理社会モデルに転換する必要性を説いた（**図1-2**）。

　この生物医学モデルから生物心理社会モデルへの転換，という考え方

---

i）客観的健康と主観的健康は関連があり，客観的健康と死亡率の高さも関連があ
　る。たとえ主観的健康と死亡率の関連が高い，という結果がわかったとしても，
　直接の影響でなく実は客観的健康が死亡率に影響していただけの見せかけの関係
　の可能性がある。見せかけの関係か真の関係かを判断するために，この客観的健
　康の影響を統計学的に取り除く（調整する）ことができる。

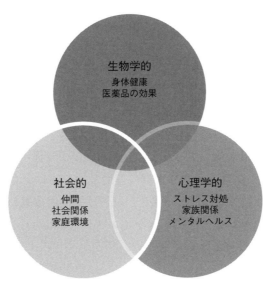

図1-2 生物心理社会モデルのイメージ図
（https://en.wikipedia.org/wiki/Biopsychosocial_model より作成）

は，当時は精神医学や臨床心理学分野においていわれていたが，近年ではその枠を超えて，保健医療一般に大きなインパクトを及ぼしている。

（3）疾病生成論 vs 健康生成論

　健康社会学者のアーロン・アントノフスキー（Aaron Antonovsky）は，エンゲルと同じく1970年代後半に，従来の医学や保健医療の立場が疾病生成論（pathogenesis）に基づくものであるが，これとは異なる立場である健康生成論（salutogenesis）の立場での学問や実践が必要であることを述べた。疾患の原因（リスクファクター：危険因子）を探し，それを取り除く，という営みが医学や医療においてなされている。しかし健康の原因を探し，それを導入したり，維持したり，向上させたりす

る営みは当時ほとんど見られていない点を指摘した[4]。そして，この健康の原因をサリュタリーファクター（健康要因）と名づけ，後者の立場を健康生成論と称し，保健医療の学問や実践においては，疾病生成論と健康生成論は車の両輪の関係であるとし，両者の立場が必要とした。そして，疾病生成論的な立場が優勢であり，健康生成論的な立場の研究や実践がほとんど行われていないことを警告した。

　この健康生成論の考え方は，その後 WHO により提示されたヘルスプロモーションのためのオタワ憲章の基礎理論の一つとされた他，特に2000年以降は EU（ヨーロッパ連合）における健康政策の中心的理論となるなど，現代にいたるまで大きなインパクトをもたらしている。このことは第15章で扱っていく。

3.　社会とは

（1）「社会」の意味

　本書のもう一つの大きなキーワードが「社会」である。「社会」は「健康」と同様に古来からある日本語ではなく，明治期に"society"の訳語として提示されたことが始まりといわれている[14]。「社会」とはまとまった数の人が政治的・経済的・文化的な関係性を維持しつつ住んでいる空間のことを指す[14]。はじめに見てきたように「健康」には様々な定義や使われ方があることに比べると，「社会」という用語の使われ方については一般的にも学術的にも明確な定義やそのレパートリーはさほどないといって構わないだろう。たとえば，社会に出る，という表現もある。これは学校を卒業して就職をするときに使われる表現で，人間集団という意味から転じて現実世界や世の中という意味で使われることもある。また，「社会」は単独で使われることはあまりなく，いつ，ど

こ，だれというような修飾語をつけて初めて意味が成立することが多い。たとえば，西欧近代社会とか，現代大衆社会，グローバル社会など，また，ストレス社会，デジタル社会，情報化社会というような特徴をつけて表現をする場合もある。

（2）社会に対する考え方

　ただし，社会が持つ意味や構造はどのようなものか，という探求は古来より行われており，特に近代になって社会学という学問が成立するとともに，より精緻に行われてきた。たとえば，社会は構成する個人個人の心の中や意識の中にあるものではなく，個人から離れて実在する，という考え方がある。ある社会にはあるルールやマナーがあって，その構成員はルールやマナーを守って行動をしている。そのルールやマナーは，個人を超えたものであり，社会的事実といわれている。つまり，個人は社会という全体のなかで存在すると考え，社会は個人よりも先に存在していると考えることもできる。ルールやマナー以外にも法律や習慣，宗教も社会的な事実であり，経済，政治，文化，階級，ジェンダーは社会の中で構造化されていて，個人の生活や人生は，結局のところこうした構造に左右される。ここでの社会とはいわゆる国家を指し，20世紀半ばまでには，社会学者たちにより，こうした社会のシステムとその特徴が明らかにされてきた。

　その一方で社会は実在せず，人々の社会的行為のみが存在する，という考え方もある。さらに20世紀初頭の社会学者であるゲオルク・ジンメル（Georg Simmel）は，社会とは人と人との心的相互作用の形式である，とした[15]。心的相互作用とは，お互いの親密な関係や敵対関係，社会的な地位による関係性などで，この心的相互作用の総和が社会であるとしている。こうしたジンメルの考え方は，その後，現象学など哲学の

分野にインパクトを与えたといわれているが，最近は社会学分野でも再評価されつつある。

（3）生態学的モデル

　健康と社会について見ていくにあたって，「健康」は多義であることに注意が必要である一方で，社会は対人関係から，国家やそれ以上の枠組みまで，きわめて広範となっている点が特徴で，注意が必要である。そこで，社会を含めて，私たちの周囲の環境全体をとらえるにあたって，近年では「生態学モデル」を軸に整理されていることが多いため，ここで紹介したい。

　心理学者のユリー・ブロンフェンブレンナー（Urie Bronfenbrenner）は，人間発達は個人と環境の相互作用により構築されるとして，人間発達における生態学モデルを提唱した（**図1-3**）。これは，ミクロシステ

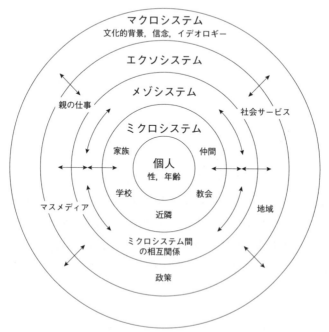

図1-3　ブロンフェンブレンナーの生態学モデル（子どもの例）

ム（一対一の関係や小グループにおける関係性で，家族，学校，仲間の
グループ，職場などの場），メゾシステム（ミクロシステムの場と場の
関係，たとえば家対家，家対学校，学校対企業など），エクソシステム
（場と場の関係だが，一方は本人は含まれていない。たとえば子どもの
場合は，家と親の職場の関係，友達仲間のグループとグループの友達の
家など），マクロシステム（ミクロ・メゾ・エクソを包含する地域や文
化レベル）の4つからなる[16]。また，別軸としてクロノシステムが提案
されており，これは時間軸で，経時的変化やライフコースを表す。

　なおブロンフェンブレンナーはこのモデルを，中心に小さい人形があ
り，周囲に大きな枠の人形で囲むロシア人形（マトリョーシカ）に喩え
た。このモデルは心理学にとどまらずに様々な領域に応用され，近年で
はミクロ（個人内・個人間），メゾ（個人対グループ），マクロ（地域・
文化）の三段階で整理する際に用いられることが多い。

4.　本科目の学び方と構成

　「健康と社会」は健康的に生活・人生を送るうえで必要な健康と医療
の社会学に関する基礎的な理論・知識を身につけ，健康や医療の問題や
課題について社会や環境の面からとらえ，考えるきっかけを持つことが
一つの目標となっている。同時に，生活者として健康や保健医療に関す
る問題を主体的に考え，行動をしていくことができることを目標として
いる。

　第2章ではまず「生活と健康」というタイトルで，私たちの日常生活
と健康の関係について見直していく。近年では「生活習慣病」とも呼ば
れている非感染性疾患は，個人の生活習慣により生じ，疾患発生の責任
が個人にあるとされる傾向にある。これについて再度考え直してみた

い。第3章では，健康の社会的決定要因に関して研究的に10の事実が明確になっている。特に幼少期の経験，食品や依存症について改めて整理したい。併せて公害や薬害など健康被害と呼ばれる事象についても整理していく。

　第4章では病気になる，ということについて改めてとらえ直していく。私たちが病気になる場合，医学的には疾患として診断名が振られ治療の対象となる。しかし，それはあくまで医師や専門家の立場の見方であって，私たちは異なった見方をしている。第5章は健康と格差の視点で，健康の不平等を扱う。健康であることは人間における基本的な人権の一つであるにもかかわらず，近代社会以降はそれが不平等になっていることがたびたび指摘されてきている。不平等をどのように考えていけばよいのかについて考えていく。第6章ではストレスについて考える。ストレスは心理的な現象ととらえられることが多いが，私たちが人生を生きていくことは，ストレスを乗り越えていくことの連続ととらえることもできる。ストレスと上手く付き合い上手く乗り越えていくことについて，現代社会とのかかわりを踏まえて整理していく。

　第7章は差別・偏見について考えていく。疾患・病気にはなりたくないものであり，特に感染症は差別・偏見と大きくかかわることが，古くからわかっている。具体的にどのような形で差別・偏見が生じてくるのか，それが何をもたらすのかについて見ていく。第8章は社会関係資本について取り上げる。文化資本や人的資本と並んで社会関係資本は近年では経済学や政治学の領域で重視されている資本形態の一つであるが，これが健康ときわめて強く関連することがわかってきている。第9章は働くことを取り上げる。私たちの多くは人生の半分以上が労働している期間と考えることもできる。先に述べた「ディーセントワーク」は近年注目が集まっている考え方である。また労働がメンタルヘルスに与える

影響も問題になってきている。労働の観点から健康について整理していく。

　第10章は老いることを取り上げる。高齢化と寿命の延伸により，勤め先の定年後さらに数十年の人生が続くことになる。こうした高齢期になってからも健康に生きるうえでどのような社会を構築していくことが必要であるのか考えていく。第11章は日本の保健医療制度について改めて整理をし，私たちがどのように医療と上手く付き合っていけばよいのか改めて整理する。第12章では，保健医療の専門家について考える。近年では治療において専門家と患者は協働することが重要といわれている。さらに医療専門家だけでなくエキスパート・ペイシェントと呼ばれるように，患者経験者の経験がもつ力について注目が集まっている。専門家と患者の関係について改めて考えていく。

　第13章では，医療化について考える。医療化とは，医療の対象として見られていなかったものが医療の対象となることで，アルコール依存症や出産などが例として挙げられている。しかし，私たちの日々の生活の中でも様々な点で医療化に関連する事象が生じている。改めて医療化と健康について考えていく。第14章は，補完代替医療について考える。鍼灸やマッサージなど，西洋医学以外の治療法や健康法は補完代替医療と呼ばれている。さらに西洋医学と補完代替医療を組み合わせて患者のQOLを向上させる取り組みは統合医療と呼ばれている。私たちはこれらとどのように付き合っていけばよいのかを考えていく。

　最終章では，これまでの整理とともに，私たちが生活する現代社会に対する応用可能性について考えていく。一例としてWHOのヘルスプロモーションや，EUにおける健康施策の在り方などを見て模索していきたい。

18

学習の課題

1. WHO の健康の定義の良い点と悪い点について整理してみよう。
2. 健康は目的であるのか，手段であるのか，整理して考えてみよう。
3. 生態学モデルの考え方で，現在の自分の環境を整理してみよう。

引用文献・ウェブサイト

1) 園田恭一『社会的健康論』東信堂，東京，2010.
2) 公益社団法人　日本 WHO 協会. 健康の定義.
   https://japan-who.or.jp/about/who-what/identification-health/ （2022年 2 月16日アクセス）
3) Brüssow H.: What is health?. *Microbial Biotechnology*. 6(4): 341, 2013.
4) Antonovsky A.: *Unraveling the Mystery of Health : How People Manage Stress and Stay Well.* Jossey-Bass, 1987.
5) Sartorius N.: The meanings of health and its promotion. *Croatian medical journal.* 47(4): 662, 2006.
6) Huber M, André Knottnerus J, Green L, et al.: How should we define health?. *BMJ.* 343(7817): 1-3, 2011.
7) Gopichandran V.: Redefining "Health": A critical reflection exercise for 1st year MBBS students. *Current Medical Issues.* 19(3): 207, 2021.
8) 厚生労働省.「健康意識に関する調査」の結果を公表.
   https://www.mhlw.go.jp/stf/houdou/0000052548.html （2022年 2 月16日アクセス）
9) Albrecht GL, Devlieger PJ.: The disability paradox : high quality of life against all odds. *Soc Sci Med.* 48(8): 977-988, 1999.
10) Whitmee S, Haines A, Beyrer C, et al.: Safeguarding human health in the Anthropocene epoch : Report of the Rockefeller Foundation-Lancet Commission on planetary health. *The Lancet.* 386(10007): 1973-2028, 2015.

11）Koplan JP, Bond TC, Merson MH, et al.: Towards a common definition of global health. *The Lancet.* 373(9679): 1993-1995, 2009.

12）Turrini M.: A genealogy of "healthism": Healthy subjectivities between individual autonomy and disciplinary control. *eä Journal.* 7 : 11-27, 2015.

13）経済産業省　ヘルスケア産業課．健康経営の推進について． https://www.meti.go.jp/policy/mono_info_service/healthcare/downloadfiles/211006_kenkokeiei_gaiyo.pdf（2022年 2 月16日アクセス）

14）松田　健『テキスト現代社会学［第 3 版］』ミネルヴァ書房，京都，2018.

15）土井文博「G.ジンメルの形式社会学と E.ゴフマンの社会学—儀礼行為分析のための方法論的模索—」『社会関係研究』9（2）: 165-188，2003.

16）Bronfenbrenner U.: Ecological models of Human Developtnent. In : Husén T, Postlethwaite TN, eds. *The International Encyclopedia of Education, 2nd Edition.* Elsevier Science, 1994 : 1643-1647.

参考文献

山崎喜比古（編）『健康と医療の社会学』東京大学出版会，東京，2001.

アーロン・アントノフスキー，山崎喜比古・吉井清子（監訳）『健康の謎を解く』有信堂，東京，2000.

朝倉隆司（編）『生き方としての健康科学（第二版）』有信堂，東京，2021.

2 | 生活と健康

戸ヶ里泰典

《学習のポイント》　私たちの生活習慣や生活様式によって大きく健康が形作られる。また，生活や行動を制限することで病気の発生が予防できるとされている。生活することとは何かについて問い直し，生活していくことがどのように健康・病気に影響していくのか，それは個人の責任と考えて良いものなのか，具体的な例とともに考えていく。

《キーワード》　保健行動，生活習慣病，予防，疾病の自己責任論

1. 生活習慣と健康

（1）「生活習慣病」という名称

　がんや脳卒中，心筋梗塞，動脈硬化，高血圧，糖尿病といった疾患は1990年代くらいまでは「成人病」という名称で呼ばれていた。これは日本独自の呼称であり，また，正式な疾患名ではない。1950年代後半ごろ旧厚生省が中高年層に多く発症し対策が必要な重要疾患の総称として用い始めたことにより，こうした疾患の予防対策において用いられるようになった。その後1996年に厚生省は「生活習慣に着目した疾病対策の基本的方向性について」という文書の中で，「成人病」という名称から「生活習慣病」という名称に変更することを表明した。なぜこの用語を用いたのか，その理由について次のように述べている。

　「成人病の発症には生活習慣が深く関与していることが明らかになっており，これを改善することにより疾病の発症・進行が予防できるとい

う認識を国民に醸成し，行動に結びつけていくためには，新たに，生活習慣に着目した疾病概念を導入し，特に一次予防対策を強力に推進していくことが肝要である。」[1]

　ここで，「一次予防」とは米国の予防医学者ロドマン・リーベルとガーニー・クラーク（H.R. Leavell & E.G. Clark）によって，1940年代ごろより提唱された用語であり，予防接種や禁煙など，病気になる前に行う予防対策を指す。リーベルとクラークは予防を一次予防から三次予防に分類し（**表2-1**），今でも医師を含め多くの医療専門職は基礎教育において学習することになっている。

　生活習慣病という名称が生じた背景には，医療政策として治療よりも予防に重点を移していくことの表明でもあったといえる。同じ文書の中では当時から問題であった国民医療費の増大に対する懸念があって，この予防対策により「医療費の効果的な使用にも資する」[1]と記載された。

表2-1　予防の3種類

種類	内容
一次予防	健康への影響が生じる前に介入すること。たとえば，予防接種，危険な習慣や行動（喫煙や栄養不足等）の変更，薬物の禁止など。
二次予防	症状や徴候が出る前の早い段階で病気を特定するための検査。たとえば，スクリーニング（ふるいわけ検査）。マンモグラフィ（乳がん検診）や定期的な血圧検査など。
三次予防	病気診断後に病気の管理をして進行を止めること。リハビリテーション，がんの化学療法など。

注：この他にゼロ次予防，四次予防を入れる場合もある

（米国疾病予防管理センターサイト
https://www.cdc.gov/pictureofamerica/pdfs/picture_of_america_prevention.pdf　より著者訳）

さらに但し書きがあって、「疾病の発症には、『生活習慣要因』のみならず『遺伝要因』、『外部環境要因』など個人の責任に帰することのできない複数の要因が関与していることから、『病気になったのは個人の責任』といった疾患や患者に対する差別や偏見が生まれるおそれがあるという点に配慮する必要がある。」とも記載された。つまり、「成人病」とされてきた様々な病気には生活習慣以外の要因の存在も示唆された。また、「病気になったのは個人の責任」という考え方は、疾病自己責任論あるいは健康自己責任論と呼ばれている立場を指すが、こうした考え方が生じる恐れについても警鐘を鳴らした形となった。

（２）健康増進法と健康日本21

　生活習慣病という名称変更に続く形で2002年に健康増進法という法律が公布された。この法律は生活習慣病の一次予防に重点を置くことを前面に出した形となり、国民の責務として次のような内容が明記された。「健康な生活習慣の重要性に対し関心と理解を深め、生涯にわたり、自らの健康状態を自覚するとともに、健康の増進に努める」（健康増進法第二条）。さらに健康増進は個人が主体的に行うものとし、社会はそれを支えるものという位置づけとされた。この法律に基づいて厚生労働省は、国民の健康の増進の総合的な推進を図るための基本的な方針を表明し、具体的な数値目標や期間目標を定めた「21世紀における国民健康づくり運動（健康日本21）」を定めてこれを推進していくこととした。

　健康日本21は2010年度までを目標としており、栄養・食生活、身体活動・運動、休養・心の健康づくり、たばこ、アルコール、歯の健康、糖尿病、循環器病、がん、のそれぞれについて59の数値目標を定めた。しかし2011年の最終評価では目標値に達した項目は10項目にとどまり、メタボリックシンドローム[a]の国民の認知割合や、外出することについて

積極的な態度を持つ人の割合の増加といった，知識や態度の面にとどまった。適正体重の維持者や野菜摂取量，運動習慣者，メタボリックシンドローム該当者などは変化なく，日常生活の歩数やストレスを感じた人の割合など9項目が悪化していた[2]。そこで厚生労働省は基本的な方針を一部変更し，2013年より，概ね10年間をめどに「健康日本21（第二次）」を提示した。ここでは第一に「健康寿命の延伸と健康格差の縮小」を挙げており，一次予防対策は第二に下がる形となった。なおこの健康格差は都道府県における格差を意味している（健康格差については，第5章を参照のこと）。

（3）生活習慣とその自己管理がもたらすもの

　このように日本ではこの四半世紀，一次予防の重要性を掲げて成人病を生活習慣病という名称に切り替え，一次予防を目指す対策である健康日本21を定めて健康習慣の改善対策に力を入れてきた。しかしそれは十分な成果を得ることができなかったといって良いだろう。この反省のもとでさらなる対策を打っていくことが必要であり，すでに健康日本21（第二次）においてもそうした動きも出てきている。反省の一つとして考えられるのは，医療費の削減（適正化）を目指すために個人の生活習慣と自己管理という考え方に重点が置かれすぎてきたことではないだろうか。

　生活習慣の変容を目指した個人への介入方法として考えられるのが教育や啓蒙といった方法である。しかし，これによって習慣や行動を改善させることを通じ，疾患の罹患を減らしたり，死亡を減らしたりすることができるかは，実はまだ科学的には十分にわかっていない。運動をす

a）心血管疾患を発症しやすい状態を指し，心血管疾患の予防のための日本独自の診断基準が設けられた状態である。内臓脂肪の蓄積が主な状態であり，同時に糖代謝異常，高血圧，脂質代謝異常の状態が生じていることが診断基準とされている。内臓脂肪の蓄積は腹囲によって測定されウエスト周囲が男性では85cm以上，女性では90cm以上がその診断の条件に含まれる[3]。

れば良いとか，薄味の食事をすれば良い，と様々な方法で呼びかけることを通じて体重を減らしたり血圧を下げたりすることはできる。しかし，こうした生活習慣を，疾患の予防ができる程度まで定着化させたうえで罹患や死亡を減らすまで明らかにしたエビデンスは現在でもほとんどみられていないのが現状となっている。

　その一方で，「生活習慣病」という名称にみられるように，こうした疾患に罹るのは生活習慣次第であって，自己管理できるものという前提ができた点が問題として挙げられる。この前提によって，病気になった人は自己管理できていない人である，という考え方，つまり疾病の自己責任論が導き出された。1996年の「生活習慣に着目した疾病対策の基本的方向性について」の中で，当時『病気になったのは個人の責任』といった疾患や患者に対する差別や偏見が生まれるおそれがあるという点に配慮する必要がある。」と明記されていたにもかかわらず，近年では，透析患者に対する誹謗ともいえる発言が話題になったり，政府の閣僚がこうした発言をすることになったり，十分な配慮はされてこなかったように見える。こうして生活習慣の改善による一次予防の考え方はこの疾病自己責任論（あるいは健康の自己責任論）を後押しすることになってきた。

2. 疾病構造の転換

（1）感染症管理の時代

　疾病の原因を生活習慣に求めるという視点はどのようにして生じてきたのだろうか。これは人類の疾患管理の歴史をひも解くことで理解することができる。19世紀まで人類の疾患管理は感染症との闘いであった。近年では新型コロナウイルス（SARS-CoV-2）の蔓延が有名であるが，

これは病原体の発見，ワクチン，治療法など最先端の技術開発の結果，技術の使い方や分配の面で課題が残るものの，歴史的には比較的早く一定のコントロールの下に置けるようになってきたといっていいだろう。

　しかし，特にヨーロッパでは19世紀以前，病原体やワクチンが発見されていない時代には，天然痘，ペスト，コレラなどの感染症の大流行により度々国家の盛衰を左右する事態になった。たとえば14世紀のヨーロッパでは人口の三分の二にあたる3,000万人前後がペストで亡くなったと推計されている。人手不足が顕著となり人手が掛からない羊の放牧などへの産業の転換に迫られたのもこの時期とされる。17世紀のロンドンではやはりペストにより大きな打撃を受け，1603年と1625年の流行ではそれぞれロンドン市民の6人に1人が，1665年の流行では5人に1人が命を落としたことが記録されている[4]。

　こうした度重なる大流行の後，感染症対策は19世紀になり大きく転換が進んだ。ワクチンの発見や原因菌の解明，治療法の開発や疫学的アプローチの確立が，近代科学の進展とともに進み，様々な感染症の克服がなされてきた。これにより20世紀前半の先進諸国では患者を収容し治療を行う大病院の建設が進み，そこに従事する医療専門職の育成が行われ，医療技術や医薬品，医療機器などの研究開発が推進されることになった。

（2）生活習慣への着眼

　図2-1に日本における主な死因別死亡率の年次推移を示した。ここで注目したいのは結核死亡率である。結核は結核菌による感染症である。20世紀前半の日本において高い死亡率であった結核は，1950年ごろを境に急激に低下している。その一方で脳血管疾患，遅れて悪性新生物や心疾患の死亡率が上昇して現在に至っている。これは日本だけの現象

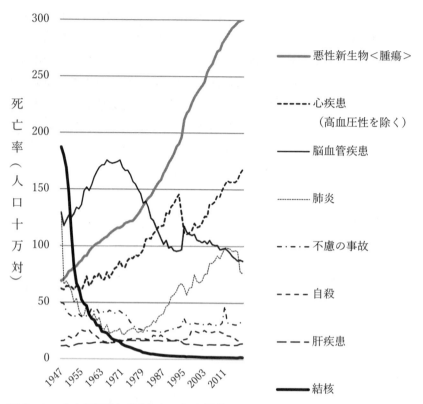

図2-1 主な死因別の死亡率の年次推移
（平成30（2018）年人口動態統計月報年計（概数）の概況データより著者作成）

ではなく，先進各国においても多少の相違はあるものの，感染症による死亡率が低下し，感染症以外の疾患（non-communicable disease：**非感染性疾患**[b]）の患者が増加し，それによる死亡が増加してきた。

　1950年ごろのアメリカでも心疾患の増加が顕著になっており，その原因究明と対策が国家的な課題となっていた。そこで1948年よりボストン

---

b）本章では日本国内で生活習慣病と呼ばれる疾患群も含めて非感染性疾患と呼ぶ。国際的にはこの呼称が定着しており，国連の持続可能な開発目標（SDGs）の中でもこの用語が用いられている。

市郊外のフラミンガム町に住む30代から60代の健康な男女5,209名を追跡する調査が行われた。調査開始から10年程度経過した段階で様々な要因が明らかになった。高血圧，高コレステロール血症，肥満の人が心臓の冠動脈疾患（心筋梗塞など）を発症することが発見された[5]。なおこの研究は「フラミンガム研究」と呼ばれて有名になり，その後計1万5,000名以上の参加者によって2022年の段階でも継続されている。心疾患にとどまらない様々な非感染性疾患に関する科学的根拠を生み出している。

　少し遅れて1965年アメリカのカリフォルニア州アラメダ郡においても6,928名を対象とした追跡調査が設計された。この調査を主導した医師で公衆衛生学者であるレスター・ブレスロー（Lester Breslow 1915-2012）らは，「アラメダ7（セブン）」と呼ばれる，死亡率を左右する7つの習慣を特定した。①喫煙をしない，②定期的に運動をしている，③適度な飲酒または飲まない，④一晩で7～8時間の睡眠時間をとっている，⑤適正体重を維持している，⑥朝食を食べている，⑦間食はしない，の7つである[6]。ブレスローらの分析によって，45歳の人でこれらの習慣を6つ以上持っている人は，3つ以下の人よりも11年長い寿命が期待できるという結果が示された。この結果は疫学・公衆衛生学の研究領域に大きなインパクトを及ぼし，健康関連習慣に関する様々な研究を生み出すきっかけとなった。

　こうした知見が蓄積されていく一方で，収容して集中的に治療するための大病院の設置や医療専門職の養成，生物医科学研究開発を始め様々な医療施策が国家予算を逼迫するようになった。1970年代のカナダの保健大臣であったマーク・ラロンド（Marc Lalonde 1929-）は1974年に「カナダ人の健康に関する新たな展望」というタイトルのレポート「ラロンド・レポート」を提示した。ここでは人々の生命や生活にかかわる

28

領域として，これまでは医療や医療制度組織が主体となっていたことに対して異を唱え，過去の死亡要因および政策内容を振り返り，それ以外にも人間の生物学的側面，環境的側面，生活様式のそれぞれがあることを提唱した。人間の生物学的側面とは身体的・精神的要因や遺伝要因を含む。環境的側面は，人体外のもので個人ではほぼコントロール不能な要素で，食品や上下水道，大気，騒音や振動などを指す。生活様式は個人レベルで多かれ少なかれコントロールできる要因で，かつ悪習慣は健康上のリスクを生み出すものと強調された。「ラロンド・レポート」は医療的側面に頼るのではなく他の側面，特に生活習慣の改善対策に重点を移すことによって合理的な対策を打ち出せることが明記されたことが特徴といえる。

アメリカでは1979年に初めて「ヘルシーピープル（healthy people）」という名称の健康政策が提示された。特に「ラロンド・レポート」による医療組織を含む4つの要因別に75歳までの寿命を左右する要因割合を計算し，**図2-2**に示すような結果となることを示した。つまり，寿命

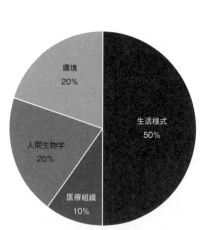

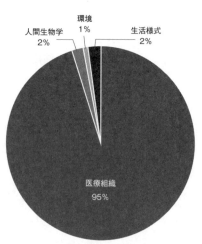

図2-2　北米（カナダ・アメリカ）における75歳までの寿命を左右する要因割合

図2-3　1973年のカナダにおける健康にかかわる要因別の国家予算の割合

を左右する要因のおよそ半分は生活様式によって決まるということであった。ラロンド・レポートで提示されたデータでは，寿命ではなく健康対策に関して投じられた予算額が示されており，これらの4つの要因別に割合を示したのが**図2-3**である。つまりほとんどが医療組織にかかわる予算となっているにもかかわらず，それが寿命を左右する要因の10%にとどまっているという現実がここで示されたことになる。

（3）非感染性疾患対策とリスクファクターの視点

　このように，感染症との対峙という世界から，20世紀になり日本を含む先進国では心臓病やがんなど非感染性疾患が増えるようになった。このことは公衆衛生学の領域では「疾病構造の転換」と呼ばれている。そして感染症の予防だけでなく，非感染性疾患の予防に注目が集まることになった。また，ラロンド・レポートで目指したのは，それまで医療機関や医療専門職に人々の健康や生命が一手に委ねられていたが，それを環境や生活の側面に広げたことでもあった。それは非感染性疾患の予防の面でも保健医療政策の面でも合理的であったし，その後の先進各国における保健政策や世界保健機関（WHO）が提唱するヘルスプロモーションなどにインパクトを与えた。

　こうした流れの中で，「リスクファクター（risk factor）」という視点が設けられた。日本語では「危険因子」とも呼ばれている。なお，フラミンガム研究がこの用語が用いられる嚆矢となったといわれている。リスクファクターとはある疾患の発生の要因のことで，直接的な原因だけでなく，間接的な要素も含んだ関連要因の総称とされる。心臓の冠動脈ᶜ⁾が硬化するリスクファクターは，高血圧，糖尿病，脂質異常症，肥満，ストレスなどである。病気の原因に着眼し，それを除去するという考え方は非感染性疾患に始まったことではなく，感染性疾患であっても

c）心臓の筋肉を動かすために酸素を供給する血管のこと。冠動脈の硬化とは動脈内にコレステロールが塊となって付着し血管の流れが悪くなっている状態である。この状態が進行すると動脈がふさがり心筋梗塞となる。

病因に着眼して予防することが行われていた。しかし一つの病因により一つの病気が発生するという，一対一の関係にあった。たとえば，結核という疾患は結核菌により発生するという関係である。

　非感染性疾患の要因は，単一ではなく同時に複数が考えられていることが特徴である。「リスク」とは悪いことが起こる可能性の大きさを指している。これは大小で表すことができるもので，「リスク＝事象の発生確率×影響の大きさ」とされている。肥満であっても冠動脈が硬化しない人もいるし，肥満でなくても冠動脈が硬化する人もいる。喫煙をしていても肺がんにならない人もいる。非感染性疾患の原因としてわかっていることは，あくまでも確率が高いことなのであって，したがって，リスクファクターと呼ばれている。そして，100％とかゼロ％ということが言い切れないのが非感染性疾患の予防の難しいところともなっている。さらにこうしたリスクファクターが，私たちの日常生活の習慣に深くかかわっていることから一層複雑なものとなっている。

（4）喫煙のリスク

　タバコががんなどの病気発生の原因になっているかどうかについては過去に多くの研究が行われてきた。そこで厚生労働省は，これまで行われてきた多くの疫学研究の結果を再度チェックし直し，研究結果をまとめ，タバコと非感染性疾患の因果関係を推定するのに総じてどの程度十分な証拠となっているのか，多くの研究者で検討したうえで結論を出した[7]。

　表2-2に示したものがその際に用いた判定の指標で，4段階で示されている。市民の立場からすると，「ダメなのか良いのか，はっきりしてほしい」と思う人が少なくないのではないだろうか。しかしこの指標では，「推定するのに十分である」とか「示唆している」というような，

表2-2　リスクファクターと疾患発生の因果関係の判定表

レベル1	科学的証拠は因果関係を推定するのに十分である
レベル2	科学的証拠は因果関係を推定しているが十分ではない
レベル3	科学的証拠は因果関係の有無を推定するのに不十分である
レベル4	科学的証拠は因果関係がないことを示唆している

（厚生労働省「喫煙と健康―喫煙の健康影響に関する検討会報告書」2016より著者作成）

一見曖昧な表現となっている。これは先ほども述べたようにこうしたリスクファクターに関する研究成果はすべて確率で結果が出されているため，段階をつけ，そうした表現になっていることを理解する必要があるだろう。なお，この作業の結果，肺がんだけでなく，食道がんや胃がん，喉頭がんや咽頭がん，心筋梗塞や脳卒中，糖尿病などで「レベル1」という報告がなされた。喫煙者だけでなく受動喫煙者においても，肺がん，心筋梗塞や脳卒中で「レベル1」となった。つまり，長期間にわたり喫煙者や受動喫煙をした人は100％ということではないが，かなり高い確率でこうした病気になることがわかっている。

　しかし喫煙者に対して「すぐに禁煙せよ」と言って禁煙できるものではない。タバコに含まれるニコチンは依存性物質であり，喫煙者が喫煙しないときにはイライラしたり不安を感じたりする離脱症状が生じてしまい，それを抑えるためにさらに喫煙が続くことになる。こうしたことから日本国内では喫煙は依存症の一つとして治療対象となっており，保険診療が行われている。しかし喫煙者によっては，喫煙を続けて高確率で疾患になることと，禁煙して確率を下げることとを天秤にかけた結果，「自分は喫煙を続けることを採る」，「喫煙は喫煙コーナーで行い受動喫煙には十分に配慮している」と考えている人もいるだろう。

3. 疾病の自己責任論とその問題点

（1）疾病の自己責任論

　少し前にある大臣が会見で，「『自分で飲み倒して，運動も全然しない人の医療費を，健康に努力している俺が払うのはあほらしい，やってられん』と言った先輩がいた。いいこと言うなと思って聞いていた」という発言をし，それが新聞記事になった[8]。この大臣の発言は「間違った考え方だ」と思う人はどのくらいいるだろうか。この大臣は愛煙家としても有名であるので，恐らく賛否両論を狙っての発言であったことは間違いないだろう。また，アメリカでは肥満者がきわめて多く社会問題となっているが，その一方で「肥満の人は自己管理ができない怠惰な人間である」という負のレッテル（＝スティグマ，第7章を参照のこと）が問題となってきた。この考え方を疾病の自己責任論または健康の自己責任論と呼び，過去数十年にわたり生命倫理の学問領域では大きな課題とされた考え方である。この考え方に基づく場合，たとえば，心筋梗塞や脳梗塞など，生活習慣がリスクファクターとなっている疾患にかかった場合の医療費の自己負担額を増やすとか，1年間に一度も病院やクリニックにかからなかった被保険者に対しては保険者がボーナスを支払うなどの政策も考えられる。日本では私的保険ではこうしたことが行われる場合もあるが，果たして公的保険でもこうした対策をとることは適切であろうか。

（2）疾病の自己責任論の問題点

　近年になってこの疾病の自己責任論の考え方は正しくないのではないかという指摘が多くなされるようになってきた。様々な指摘を総合すると大きく次の三つになるだろう。

　第一に，その疾患にかかった原因が本当にその人の生活習慣にあるのか確実なことがわかりにくいという点である。ある一つの非感染性疾患の発症の原因となるリスクファクターは単一ではなく複数あるということを述べた。また，喫煙の例で述べたようにそれぞれのリスクファクターが疾患の発症につながるのは確率論であって，100％と言えないということもわかりにくさにつながる。たとえば肥満で運動不足で喫煙し暴飲暴食を繰り返していた人が心筋梗塞になったとして，100％その健康習慣が原因であるとは言い切れないのが現状である。同じ健康習慣を送っている人でも病気にならない人も（たまに）いることがわかっているためである。

　第二に，個人が送っている生活習慣の根拠は多種多様である点である。たとえば喫煙者やアルコール依存症などは教育歴が低いことと関係することがわかっている。親の社会経済的地位（第5章参照）が低いと子が肥満になりやすいというようなことも明らかになっている。その人が正しい知識を手に入れたにもかかわらず，それに基づかない生活習慣を作り出していたのか，そもそも正しい知識を手に入れ理解する術もないために健康に良くない生活習慣をしていたのか判断することは難しい。生活が貧しく健康に悪い生活習慣を送る人が病気になることで，さらにここに自己負担を強いることが行われた場合，一層経済的に困窮していく，という負の連鎖が生じること，つまり格差の拡大につながることも考えられるだろう。

（3）「ハイリスクアプローチ」 vs 「ポピュレーションアプローチ」

　第三に，個人の責任を追及することでは根本的な問題の解決にはつながらない，という点があげられる。**図2-4**は，人々の集団で「あるもの」に対するリスクの程度の分布を模式的に示したグラフである。「あ

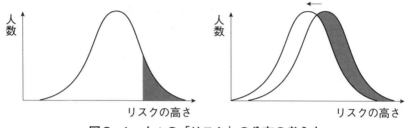

図2-4　人々の「リスク」の分布の考え方

るもの」とは，感染症や交通事故，肺がんや心筋梗塞などでも構わない
し，運動不足の程度などでも構わない。ほとんどの人が中程度のリスク
になっているが，釣鐘型のグラフの裾野のほうは高いレベルのリスク，
あるいは低いレベルのリスクである。

　これらのリスクを減らす一つの方法は，この集団の中でリスクが高い
人たちを特定し支援してリスクを取り除くという方法で，左側の図の影
がついている部分は特定してリスクが除去された人たちを指す。この方
法は集団を構成する一人ひとりをチェックし，支援が必要な人たちを見
つけて支援するという，当然の対策のあり方と言えるだろう。しかし，
このリスクを引き起こしている根本的な問題は解決していない。このハ
イリスクの人たちに支援ができたとしても，また新たに支援が必要な人
が出てきて右側の裾野がつくられることは十分にありうる。したがって
支援は繰り返されていくことになる。

　もう一つの方法が右側の図であり，集団全体の分布を左側の低いリス
クの方にずらすという方法である。この方法では，以前は高いリスクで
あった人が中程度のリスクに下がることになる。一人ひとりについてチ
ェックするということはせず，しかし，根本的な原因に対して注目しそ
れに対処していくことが必要な方法である。

　この二つの方法は1990年代から公衆衛生学領域で言われている方法で，前者の方法は「ハイリスクアプローチ」，後者は「ポピュレーションアプローチ」と呼ばれている[9]。影がついている部分はその方法で得ることができるメリットの大きさとして理解できる。左右のグラフの影の部分の大きさはどう違うだろうか。線を引く場所や，全体をどの程度動かすのかによって違いは出てくるだろうし，それぞれでどの程度手間や費用が掛かるのかにもよるかもしれない。保健政策では，たとえば集団予防接種を行ったり，水質検査を行うといった感染症対策は「ポピュレーションアプローチ」と言える。しかし，非感染性疾患対策の生活習慣改善に関するアプローチは個人を対象とした「ハイリスクアプローチ」に終始している[10]と言える。つまり個人の生活習慣の責任を追及し，例えそれが改善されたとしても，根本的な集団全体の問題の解決はできていないことになる。

（4）生活習慣と環境・社会

　肥満は個人的な責任よりも社会的な環境の影響が大きいこともわかっている。たとえば，肉体労働が減ったり，交通機関の発達や都市設計により快適な移動が実現することが活動量の低下につながっていたり，低カロリーで新鮮な食品に比べてカロリーの高い食品や飲料の価格が低く手に入りやすい環境となっていることが大きくかかわると言われている[11]。このように個人の習慣は様々なところで環境や社会とつながっている。ただし生活と密接にかかわる生活習慣病対策は個人の努力や忍耐でうまく変えることができる部分もあるかもしれない。その一方で，冒頭で紹介した健康日本21（第一次）の結果は，あまりにも一次予防と言われる個人の努力に健康改善を頼りすぎた結果であったといえるだろう。

では，私たちの健康に対してどのような環境・社会が大きくかかわってきているのか，次の章で紹介していこう。

1．生活習慣が原因で病気にかかることがわかることの意義と問題についてそれぞれ整理してみよう。
2．疾病の自己責任論が問題であることの理由について整理してみよう。
3．私たちの周りで行われているハイリスクアプローチとポピュレーションアプローチの例について考えてみよう。

引用文献・ウェブサイト

1）厚生省．生活習慣に着目した疾病対策の基本的方向性について（意見具申）．
https://www.mhlw.go.jp/www1/houdou/0812/1217-4.html（2022年1月アクセス）
2）厚生労働省．「健康日本21」最終評価（概要）について．
https://www.mhlw.go.jp/stf/shingi/2r9852000001wfoo-att/2r9852000001wfr9.pdf（2022年1月アクセス）
3）メタボリックシンドローム診断基準検討委員会．メタボリックシンドロームの定義と診断基準．日本内科学会雑誌．2005；94：188-203.
4）加藤茂孝『人類と感染症の歴史―未知なる恐怖を超えて―』丸善出版，東京，2013.
5）嶋康晃『世界の心臓を救った町―フラミンガム研究の55年―』ライフサイエン

ス出版，東京，2004.

6）Breslow L, Enstrom JE. Persistence of health habits and their relationship to mortality. *Preventive Medicine.* 1980 ; 9(4): 469-483. doi : 10.1016/0091-7435 (80)90042-0

7）厚生労働省．喫煙と健康　喫煙の健康影響に関する検討会報告書；2016.

8）朝日新聞デジタル．不摂生な人の医療費負担「あほらしい」に麻生氏が同調．2018年10月23日.

9）ローズG，水嶋春朔（訳）『予防医学のストラテジー』医学書院，東京，1998.

10）Bognar G. The Mismarriage of personal responsibility and health. *Cambridge Q Healthc Ethics.* 2020 ; 29(2): 196-204.

11）Puhl RM, Heuer CA. Obesity Stigma : Important considerations for public health. *Public Health.* 2010 ; 100 : 1019-1028.

参考文献

近藤克則『健康格差社会への処方箋』医学書院，東京，2017

NHK スペシャル取材班『健康格差　あなたの寿命は社会が決める』講談社現代新書，東京，2017

美馬達哉『リスク化される身体―現代医学と統治のテクノロジー』青土社，東京，2012

3 | 社会によりもたらされる健康

戸ヶ里泰典

《学習のポイント》　近年になって様々な研究の積み重ねにより健康は社会的
な要因により決定することがわかってきた。世界保健機関（WHO）は「確
かな事実」という文書を出して，10の要因を整理した。その一方で，公害や
薬害など，健康被害と呼ばれる，社会によって直接的に私たちの健康に及ぼ
す問題も取りざたされている。社会と健康とのかかわりを俯瞰して解説して
いく。
《キーワード》　健康の社会的決定要因，健康被害，依存症，司法モデル

1.　健康の社会的決定要因

（1）「確かな事実」の全体像

　どの社会においても，健康は個人の努力よりも社会的な環境によって
左右されることがわかってきている。その根拠となる知見（研究成果）
は，WHO によって「確かな事実（solid facts）」としてまとめられてい
る[1]。本章では，これを軸に健康と社会とのかかわりを見ていこう。
　「確かな事実」では健康を左右する社会的要因として10のテーマを挙
げている。それぞれのテーマとその内容について，**表3-1**にまとめ
た。まず挙げられている社会格差は，日本国内では1990年代のバブル崩
壊以降2000年代にかけて「格差社会」という用語でよく登場したため記
憶に新しい方もいるかもしれない。その社会格差は一般に経済格差や所
得格差を意味しているが，それが個人の健康に影響するという研究成果

が同じころに数多く公表されてきた。こうしたことを踏まえて第一のテーマとして掲げられている。この内容は第5章「健康と格差」で扱う。

次に挙げられているテーマはストレスである。ストレスは一般には心

**表3-1 WHOによる健康の社会的決定要因「確かな事実」の
テーマ構成と内容**

テーマ	内容
1. 社会格差	どの社会でも社会階層の下位下層に近いほど平均余命が短く多くの疾患にかかる
2. ストレス	ストレスの多い環境は人々を不安に陥らせ，立ち向かう気力をそぎ，健康を損ない，死を早めることもある
3. 幼少期	幼少期の発達や教育の健康に及ぼす影響は生涯続く
4. 社会的排除	貧困，社会的排除や差別は，困窮や負の感情を引き起こし，命を縮めてしまう
5. 労働	職場でのストレスは疾病のリスクを高め，仕事のコントロールができる人ほど健康状態が良好
6. 失業	雇用の安定は健康，福祉，仕事の満足度を高め，失業率が高くなるほど疾患にかかりやすくなり，命を短くする
7. 社会的支援	友情や社会関係の良好さ，支援ネットワークにより，家庭，職場，地域社会における健康が推進される
8. 薬物依存	健康を害してしまうアルコール・薬物・タバコの常用に至るには社会的な環境が影響している
9. 食品	食料の供給は経済市場に委ねられており，健康的な食糧を確保することは政治的な課題となっている
10. 交通	健康重視の交通システムとは，公共交通機関の整備を通じて自動車の利用を減らし，徒歩や自転車の利用を奨励することを指す

(Wilkinson R, Marmot M,. 高野健人（監訳）『健康の社会的決定要因（第二版）』特定非営利活動法人 健康都市推進会議，2004. より著者作成）

理的な用語としてとらえられる傾向にあるが，社会と健康を結びつける
キーワードがストレスと理解してもよいだろう。たとえば，貧困状態が
続くことや，職場の過重労働が続くといった社会的な環境は本人のスト
レスとなり，人体に生物学的な影響が及ぼされて疾患の発生につながる
ことが明らかになっている。第5章で示すように，格差があること自体
がストレスになることもわかっている。

　ほかには，「社会的排除」，「社会的支援」といった，人と人との関係
にかかわるテーマが挙げられている。少数民族やマイノリティといわれ
る属性を持つ人たちは，差別や蔑視を受け，教育を受ける機会や職業を
得る機会が少なく，貧困と結びつきやすい。貧困により生命や生活を維
持する衣食住を得ることができず健康を害しやすくなる。さらに，生活
や生命にかかわる様々なサービスや支援を受けにくくなることを通じて
も健康が奪われることになる。社会的支援自体は，マイノリティに限ら
ず，多くの人にとって重要な資源で，社会的ネットワークの多寡は心疾
患死亡率と関連するという疫学的研究成果も多く見られる。こうした支
援の輪やネットワークがあり，お互いに信頼関係があるような関係性を
資本とみなす，ソーシャルキャピタル（社会関係資本）という概念があ
り，ソーシャルキャピタルと健康は深く関係があることがわかってい
る。ソーシャルキャピタルと健康については第8章で見ていく。

　さらに「労働」および「失業」が挙げられている。多くの人にとって
人生の大半は自らの職業とともに過ごすことになる。労働により得られ
る賃金は生活費となるだけでなく，産業の安定につながる。失業すると
経済的に困窮することが多くなり，また，不安定な生活を送ることに対
し，不安が増強されて精神的，身体的な影響をもたらす。失業者よりも
就労している人の方が健康状態が良いことはわかっているが，就労者に
おいても職場における様々なストレスが健康に影響することがわかって

いる。また古くは，生産性を求めることと従業員の福利厚生とが相反するものと考えられ，過酷な環境下での労働を強いられた時代もあったが，近年では生産性と労働者の福利厚生は両立しうるものという解釈に変わりつつある。こうした労働と健康については第9章で見ていく。

　これら以外に「確かな事実」で挙げられているテーマが，幼少期，食品，交通，薬物依存である。この4つについて，本章で少し説明をしていきたい。

（2）幼少期

　胎児期の環境と成人後の健康との関係についてわかっており，妊娠中の母親の栄養不足やアルコール摂取，喫煙，飲酒，薬物使用などが子どものその後の健康に関連することが明らかになっている。男性の出生時の体重の重さが，64歳の段階での糖尿病の罹患と関係することもわかっている[1]。

　乳幼児期に大人からの愛情が乏しい環境で生育する子や，育児放棄された子は，学校への適応がしづらく低い教育歴になり，問題行動を起こしやすく，成長後も社会から孤立しやすいことがわかっている[1]。教育を受けることにより自己管理力や抑制力が身につき，計画的な行動や忍耐力を通じて健康に良くないものには手を出さず，健康に良い生活習慣が身につくことが指摘されている[2]。また幼少期の教育が成人期にどのように影響するかという教育学の研究では，「アベセダリアン・プロジェクト」が知られている（**コラム1**参照）。このプロジェクトでは，乳幼児期（生後〜就学前）の早期教育が，その後の教育歴や就職，さらには成人後の健康に大きく影響することが示された[3]。

≪コラム1：アベセダリアン・プロジェクト[3]≫

　アベセダリアン・プロジェクトは，「社会的に恵まれない子供たちに幼児期から知的刺激のある環境を提供することで，軽度精神遅滞の発症を防ぐことができる」という仮説を検証することを主目的に1972年より開始された。米国ノースカロライナ州アベセダリアンで1972年から1977年の間に誕生した社会的に貧しい（低収入，父親が不安定就労，父親不在，等の総合的な条件を有する）109家族に生まれた111人の生後6週間以内の子供たちを対象に，教育介入群と比較対照群にランダムに割り当てられた。教育介入群が57人（女児28人と男児29人），比較対照群が54人（女児31人と男児23人），母親は平均20歳で，結果的に参加111人の98％はアフリカ系アメリカ人であった。

　このプログラムのために特別に開発された教育は，教育センターで提供され，対象者親子は生後6週から5歳まで，1日6〜8時間，週5日，年50週，教育センターに通った。教育期間中は完全に出席することが条件で，必要に応じ通所のための交通手段も提供された。主任教員は教育学の学士号または修士号を持っていたが，教育支援員には高卒者もいた。教員には教育領域に関する様々な研修がなされた。教育内容は認知・言語・知覚運動・社会的側面のそれぞれの発達を促す取り組みで，ゲームのような内容となっていた。小さいころは，こうしたゲームは，おむつ交換時など，日々の生活習慣の中に含められ，成長発達に応じて新しい学習ゲームが行われた。特に，識字力と言語発達に力を入れたものとなっており，教員は，標準英語を使用し，参加児には黒人家庭のアフリカンアメリカン英語ではなく，標準英語を使用するように指示された。就学が近くなると，読解力，算数，社会的スキルを中心とした教育となり，学校教育の準備も行われた。

　教育期間中は，生後3，6，9，12か月，その後6か月ごとに発達の評価がなされた。認知テストの結果，18か月の段階で教育介入群の子どもは比較対照群よりも統計学的に有意に高いスコアとなった。さらに，教育介入の終了後，参加した子の小学生，青年期，成人前期に追跡調査が行われ，各時点でも教育介入群の認知発達スコアは比較対照群よりも統計学的に有意に高いことがわかった。標準学力テストの結果も同時に実施され，教育介入群は国語（米国なので英語）と数学の成績は，比較対照群よりも一貫して統計学的に有意に高いスコアであった。成人期以

降，成人前期および中年期になってから実施された追跡調査でも，就業，親になること，社会参加，精神的・身体的健康など，様々な領域にきわめて大きな影響があることがわかった。

　今日アベセダリアン・プロジェクトは，生誕から5歳までの早期幼児教育の経験が，その後成人期に至るまでの教育的・心理社会的・職業的健康に長期的な影響を与えるという，強力なエビデンスとなっている。

（3）食品

　沖縄県の平均寿命の47都道府県における順位の推移をグラフにしたものが**図3-1**である。ここで，注目したいのは，2000年と2010年である。2000年よりも前のデータでは，沖縄県は男女ともに長寿な県であったが，2000年のデータでは男性は26位に落ち込んだ。沖縄県はこのことを

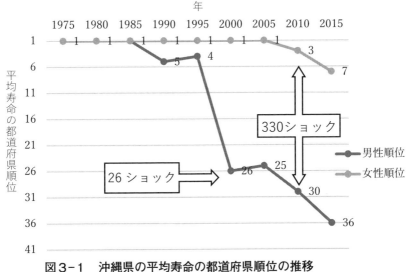

図3-1　沖縄県の平均寿命の都道府県順位の推移
（厚生労働省「都道府県別生命表」より著者作成）

重く受け止めて「26ショック」と称して対策をとってきた。しかし2010年にはついに女性が3位，男性は30位となり，これを「330ショック」と呼んで抜本的な対策の検討が進んでいる。

　長寿一位が続いていた沖縄県に何があったのかについて，栄養疫学者の等々力英美氏は，食の米国化と日本化の二重の栄養転換による可能性を指摘している[4]。沖縄地域は1945年から米国による占領統治が行われ，72年に日本国の沖縄県として復帰した。戦前の沖縄は伝統食形態をベースとした日本食が中心であったが，戦後には一気に米国食が導入され脂質の多い食事が増え，1970年代に日本に復帰してからは，今度は和食の影響で高い塩分食がもたらされたとされる。

　等々力氏の調べによると，沖縄地域の脂質摂取量が急激に伸びた期間と，沖縄地域の小学校児童の体重の平均が日本のそれに近づき逆転していった期間は，占領下の通貨政策でUSドルを用いていた期間と，ほぼ一致することがわかった。つまりこの期間に入手しやすい米国系の食材を摂取する人が増え，肥満者や偏りのある栄養生活を送る人が増え，その後，心疾患をはじめとする生活習慣病と呼ばれる疾患を発症する人が増えた可能性がある。さらに日本への復帰後，県民の塩分摂取量も1990年代にかけて顕著に増加していることが判明した。幼少期の栄養状態は親から影響を受けることから，世代を超えてこうした食生活の変化が影響し続けることが窺われる。

　このように，歴史文化的あるいは社会経済的背景がダイレクトに影響するのが食である。これは，人々の食料の取引や供給は経済優先，民間主導で進められることが多いことによる。その一方で，口にする人々の健康に直接大きくかかわるため，食品成分表示を義務化したり，食品添加物・残留農薬・遺伝子組み換え食品の規制など，政治的な介入が行われている。しかし先進国では，安価で手に入りやすい加工食品ほど脂質

や糖質が高く高カロリーであることから，富裕層よりも貧困層において
肥満が問題となる傾向がある。また幼少期の食生活の影響が大きいこと
から日本政府は「食育」というキーワードで，子どもがいる家庭の食習
慣の形成や向上に向けた啓発活動を行っている。

（4）交通

　自家用車の使用ではなく，徒歩や自転車，公共交通機関を使用するこ
とにより，身体活動量が増え，交通事故死が減り，社会関係が良好とな
り，大気汚染が減少することを通じて人々が健康になることが明らかに
なっている[1]。自家用車の使用が重なることによる身体活動量の低下の
問題は日本国内でも研究が進んでおり，通勤者を対象とした研究では，
自家用車通勤の人よりも徒歩・自転車・公共交通機関を利用した人の方
が明らかに一日当たりの歩数が多く肥満度が低いことがわかっている[5]。
　交通が人と人との社会関係に対して影響することについては，高齢者
の孤立の問題と深くかかわっていることがわかっている。また道路整備
は車による移動や輸送を円滑に進め，経済活動を活性化する観点ではき
わめて重要な施策であるが，道路により生活空間が物理的に分断され，
地域における心理社会的な交流自体も分断される。車移動が常態化する
と，歩行者がまばらとなり，歩道の整備の不十分さや治安の面も含め一
人で歩くことが様々な点で危険性を伴うことになりやすくなる。
　大気汚染や二酸化炭素排出量との関係で，近年ではガソリン車の割合
を少なくする方向で施策が進んでいる。また，交通事故死については近
年低下の傾向にある（**図3-2**）。これは車の安全技術の向上や規制の強
化などの対策，危険運転に対する取り締まりの強化など様々な要因があ
るだろう。その一方で，自家用車利用の普及に伴う身体活動量低下の問
題については多く訴えられているものの，具体的な取り組みは国内では

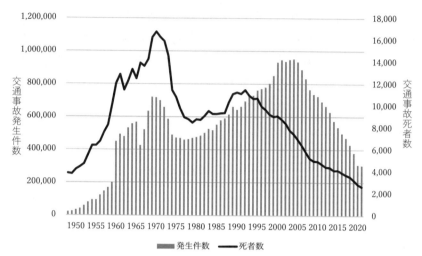

図3-2　日本国内の年代別交通事故発生件数と死者数の推移
（警察庁「道路の交通に関する統計」より著者作成）

まだ十分には行われていない状況にある。

2.　依存症と現代社会

（1）薬物依存とその原因

　これまで見てきた「確かな事実」に挙げられている10のテーマの最後の一つが薬物依存である。依存症にはギャンブルやゲームなどの行動依存と呼ばれる状態も含まれるが，ここではアルコールや喫煙を含む物質（substance）依存について取り上げる。なお，「確かな事実」の日本語訳版では薬物依存と訳されているが，原版では「addiction（アディクション）」となっている。日本語ではそのまま「アディクション」とカタカナで呼ばれる他，嗜癖（しへき）と呼ばれる場合もある。様々な「依存」にかか

わる問題の包括的な呼称としてアディクションが用いられ，必ずしも依存症といった疾患を意味する言葉ではない。薬物関連では「乱用（abuse）」という用語もあり，「中毒（toxication）」という用語も耳にしたことがある人が多いだろう。最近ではさらに包括的な意味として「使用（use）」という用語も用いられている。世界保健機関（WHO）が整理している「疾病および関連保健問題の国際統計分類（ICD）」第10版では次のように整理をしている[a]。乱用は逸脱した使用状況を意味しており，急性中毒は乱用の結果，薬物毒性により様々な症状が生じて緊急の治療が必要な状態になることを意味している。依存症または依存は，乱用を繰り返した結果，コントロールができずに使用を止めることができない状態を意味し，禁断症状あるいは離脱症状といわれるその物質特有の症状が出る場合もあり，こうした状態になると慢性中毒といわれることもある。

　なぜ薬物を使用するのかについては様々な議論があり，かつては使用者の精神的な脆弱性などが強調されていた時代があり，そうした個人的な責任を主張する人もいるかもしれない。しかし「確かな事実」においては，社会的経済的な不利やそれに関連した過酷な現実を忘れるために使用することが示されている[1]。つまり，現実から一時的に逃避したいがために，酒を飲んだり，あるいはタバコを吸ったり，薬物を使用したりすることが多いのである。その一方で，根本的な原因が解決されるわけではないので，繰り返しの使用が行われる。そして逆に自身が置かれた社会的経済的な状況を悪い方向にもっていくことになる。こうしてア

---

a）2022年からは第11版が発効されている。第11版では，物質使用（薬物）と嗜癖行動（ギャンブルやゲームなどの行動）と分けている。精神疾患の診療ではICDよりも米国精神医学会のDSM-5という分類法が用いられるが，こちらは別の分け方をしている。これらの用語が国際的にも様々な用いられ方をしてきているためである。たとえば"addict"という用語が蔑称として用いられてきた経緯があり，不道徳なイメージから離れた疾患として扱いたいという意見がある一方で，物質の使用にとらわれている程度を表現するうえで適切ととらえるべきとする意見がある[6]。

ルコールを含む薬物の使用による一時的な逃避では済まなくなり、まさに負のスパイラルが生じ、依存症というコントロールできない状況になる。

　飲酒や喫煙によるアルコールやニコチンの摂取は社会的に許容されているが、日本では覚せい剤やコカイン、モルヒネや大麻などは、法律により摂取が規制されている。覚せい剤取締法違反の検挙者数は2006年以降概ね横ばいであるが、毎年1万人を超える状況が続いている。大麻取締法違反の検挙者は2014年以降急増しており、2018年では3,762人に上った。

（2）依存症の治療

　喫煙者のニコチン依存については、治療薬の開発が進み保険適用による治療が行われている。しかし、それ以外の依存症には治療薬がなく、治療法が明確になっていない。治療薬だけでなく、行動療法や精神療法についても古くから試みられたものの、決定的な効果を示す治療法の開発には至っていない。こうしたことが薬物依存症が医学ではなく、司法により管理されていくことになった一因ともいわれている。

　19世紀後半から20世紀前半にかけて、米国ではアルコールの飲用者が増え、関連犯罪の増加などが社会問題化していた。アルコール依存症に対する治療法が見出されず、医療が手を引く中で、キリスト教系の団体の運動に始まり、その後市民からの絶大な支持のもと1920年に禁酒法が施行された。禁酒法下ではアルコールを求めて米国外に移動する者が後を絶たず、不法輸入と地下売買が横行し大金を手にするマフィアが出てきた。波及する形で賭博や売春、暴力行為も増え、市民の禁酒法に対する反感が高まってきた。1933年には禁酒法廃止を掲げて立候補したフランクリン・ルーズベルトが大統領となり、禁酒法が廃止された。このこ

とにより，法律でもアルコール依存症は管理できないことが明らかにな
ったといえる。

　そうした1930年代に米国でアルコホーリクス・アノニマス（AA：匿
名のアルコール依存症者たち）が設立され，そこから派生する形でナル
コティクス・アノニマス（NA：匿名の薬物依存症者たち）が設立され
た。このAAでは依存症の当事者が，自身のつらい経験を話し，同じ当
事者がそれを聞くということが行われている。当初は教会でこうしたこ
とが行われ，その結果，依存症から脱するという経験を持つ人が続出
し，その後急速に広がっていった。日本でもAA，NAの活動は展開さ
れているが，AAを参考に日本独自の「断酒会」という会も設立され全
国的な活動も行われている。

　AA，NAでは保健医療の専門家は基本的に関与せず，司会者の進行の
もと12ステッププログラムという独自の課題が提示されて例会が行われ
ている。また，ダルク[b]という組織の活動も，日本の薬物依存症者の回
復に役割を果たしている。ダルクは依存症者同士が共同生活をし，ある
いは通所して，地域のNAと連携しつつ，グループミーティングなどの
回復プログラムを毎日あるいは週に数回開催するという施設である。こ
のように，依存症になった場合には，医学的な治療ではなく，セルフヘ
ルプグループと呼ばれる当事者同士の行動変容を目指したグループ活動
や集団生活に参加し続けることで回復を目指すことになる。

（3）司法モデル

　日本の薬物依存症対策の在り方は「司法モデル」と言われている[7]。
つまり，徹底して法律により取り締まることで，薬物使用者数を抑え，
薬物使用の抑止に効果を見せてきた。しかし，かつての禁酒法時代の米
国のように，水面下での売買を通じて大きな利益になることから，禁止

---

b）"Drug Addiction Rehabilitation Center"（薬物依存リハビリテーションセン
　ター）の頭文字"DARC"を読んで「ダルク」と呼ばれている。

薬物の輸入は様々な対策をかいくぐって様々な形で実施されているのが現状となっている。昨今では危険ドラッグ，あるいは合法ドラッグなどと呼ばれる新たな合成薬物が次々と出回っている。違法薬物として新たに指定されると，さらに新たな薬物が合成されて登場する，そして再び違法薬物として指定される，といった形となる。このように取り締まりの一方で供給は止まらず，まさに「いたちごっこ」となっている。

　さらに，薬物依存は依存状況が極度に進行した「底つき」と呼ばれる破綻した状況（逮捕・失業・離婚など）に陥ることで初めて助けを求めるケースが多いことが知られている。また，薬物使用による逮捕者は再犯がきわめて多いことも知られている。このことは司法による取り締まりにきわめて多くのエネルギーを投じているものの，依存症からの回復支援や治療への対策が弱いことを意味している。実際に先ほどのダルクやAA，NAは寄付金（一部は助成金）を中心に運営する民間組織である。

　近年，司法による薬物使用の取り締まりを緩め（少量の所持や個人使用については取り締まらない），薬物依存症者の減少に成功した国がある（**コラム２**参照）。こうした国や地域では，依存症者に対しては，医師による処方を通じて徐々に薬物の使用を減らす治療や，薬物の自己注射にあたって清潔な注射針の使用を支援する取り組みなどが行われている。こうした取り組みは「ハームリダクション（harm reduction：危害の削減）」と呼ばれ，世界的に注目されている[c]。このように司法モデルに代わる新たな対策・治療のモデルの模索が始まっている。

---

c）薬物依存対策のハームリダクションの有名な例は，薬物使用にあたって清潔な注射針を用いるための注射室を準備すること，無償で注射器の交換サービスをすること，ヘロインやモルヒネの常用者に対し同様の効果があるが，離脱症状が少ないメタドンやブプレノルフィンを処方して少しずつ減量させていくような治療をすること，などがある。

≪コラム２：ポルトガルの薬物対策[8-10)]≫

　ポルトガルでは1970年代より薬物使用が社会問題化し，司法取り締まりが強化された。当時は薬物使用の道徳的側面に焦点が当てられており，犯罪の原因とされた。若者を「身体的および道徳的衰退」から守るために，司法取り締まりが不可欠であるとみなされていた。しかし1990年代にはヘロインの使用者数がヨーロッパ内で上位となり，薬物使用のための注射針の回し打ちによる HIV 感染の問題も生じてきた。この時代は依然として，司法による薬物取り締まりと薬物依存症治療とがリンクしており，司法によって治療に結びつくことについて，世論的な支持もあったとされている。

　2001年より麻薬等の所持・使用を法律で原則禁止しつつ，個人使用やそのための少量の所持は逮捕や投獄をしない非刑罰化を実施した。具体的には，１日10回分以下の薬物を所持している場合，薬物は押収され，CDT（Commission for the Dissuasion of Drug Abuse）と呼ばれる薬物乱用対策委員会に連絡される。CDT は，ポルトガル国内18地域のそれぞれに１か所配置されており，法務省によって任命された３名（法律専門家，医療専門家，ソーシャルワーカー）と開業医によるチームで構成されている。開業医は当事者に会い，状態のアセスメントを行う。CDTは，特定の場所への立ち入り禁止，特定の人々との面会の禁止，特定の場所への定期的な訪問の義務，専門家免許や銃器免許の剥奪など，裁定に当たっての方針の選択を行う。また，罰金による制裁も行われる場合もあるが，依存症患者に対しては行われない。１日10回以上の薬物使用が判明した場合は，法廷に起訴されることになる。他方で，依存症者の雇用助成や融資など社会復帰に対する公的な支援システムが提供されている。

　ポルトガルでは，こうしたシステムの導入により劇的な薬物使用者の減少にはつながっていないものの，減少に転じた後，現在に至るまで徐々に減少が見られている。むしろ地域社会での薬物依存症者との共生の意識が高まり，依存症者に対する差別や偏見も減少している。

3. 健康被害

（1）健康被害とは何か

　健康の社会的決定要因として挙げられている10のテーマは，あくまで
も科学的根拠と呼ばれる研究成果が十分に蓄積されているものとなって
いる。その一方で，明らかに社会的な要因により引き起こされる健康問
題があり，その代表が公害である。公害とは環境基本法において「環境
の保全上の支障のうち，事業活動その他の人の活動に伴って生ずる相当
範囲にわたる大気の汚染，水質の汚濁，土壌の汚染，騒音，振動，地盤
の沈下及び悪臭によって，人の健康又は生活環境に係る被害が生ずるこ
と」とされている。このほか，食品公害や薬品公害（薬害）といった名
称で，環境基本法の定義よりも広い意味で公害という用語が用いられる
こともある。

　こうした公害は社会経済的な構造の中で引き起こされるが，それによ
る被害にも社会構造がある。**表3−2**にその内容を示した。被害は，「深

表3−2　被害の社会構造

被害の深刻さ	被害の広がり
1．生命被害	Ⅰ．個別生活破壊
2．健康被害	Ⅱ．生活環境破壊
3．生活水準上の被害	Ⅲ．地域環境破壊
4．人間関係上の被害	Ⅳ．国レベル環境破壊
5．生活設計上の被害	Ⅴ．国家間環境破壊
6．文化的側面に関する被害	Ⅵ．地球環境破壊
7．自然的資源に関する被害	
8．空間的・時間的被害	
9．精神的負担	

（飯島伸子「環境問題と被害のメカニズム」飯島伸子（編）『環境
社会学』有斐閣，東京，1995，p.81-100．より著者作成）

刻さ」と「広がりの大きさ」の二つの軸で分類できるとされている[11]。このうち「深刻さ」には，生命被害，健康被害，生活水準上の被害，人間関係上の被害，生活設計上の被害，文化的側面に関する被害，自然的資源に関する被害，空間的・時間的被害，精神的負担の9種類が挙げられている。このうち生命被害は当事者の命を奪う最も深刻な被害であり，さらに遺族においてもその被害が波及する[12]。

（2）健康被害の特殊性

　健康被害は生命被害に次いで重い被害となる。健康被害は健康状態の悪化という問題が生じる被害であるが，大きく3つの点で一般に考えられている健康問題とは異なる。第一に，食品公害や薬害も含み，公害により生じた病態は，当初は従来の医学的知見に基づいた診療を進めることができない新たなケースであることが多い[11]点である。薬害スモン[d]を例にとると，1957年に集団発生が確認されて以降，「奇病」として報じられ，60年代にはウイルス感染症と見られていた。感染症と報道されたことを通じて，感染症に対する偏見や差別が続いた。整腸剤として処方・販売されていたキノホルム剤が原因とわかったのは1970年8月のことであった。

　第二に疾患や病態の「認定」という問題が生じる点である。被害者に対する補償を行う際に，被害認定が行われた者に補償が行われる。認定に当たって，危険物質を摂取したり危険な環境に晒された記録が明確であったり，病原が明確で体内より検出される場合は，「認定」の問題は

---

d ）亜急性視神経脊髄末梢神経症という病態に基づく名称の英語 "subacute myelo-optico neuropathy" の頭文字 SMON からつけられた名称。薬害スモンは1万人以上の被害者が罹患し，国や製薬会社を相手取って損害賠償訴訟が行われたが，製薬会社側は当初キノホルムを原因物質として認めず，ウイルス感染症説が否定できないという点で争われた。1979年になりキノホルムが唯一の原因物質として認められ，和解が行われた。ただし，処方薬として服用したことによる被害者が対象とされており，投薬証明がない市販薬を内服した被害者の救済は明示されなかったことから問題が長期化した。

大きく生じない。しかし自覚症状だけがあって，危険な物質や環境に晒された証明がない場合に問題が大きくなる。つまり認定されないか，医学的な診断基準が明確になっている場合は診断基準に沿って認定が行われる。ここで線引きが行われ，症状があるにもかかわらず医学的に診断がなされず，したがって病名がつかないという状態が生じることになる。

　第三に健康被害が差別・偏見に結びつくことがきわめて多い点である。差別・偏見と健康については，第7章で解説をする。「エイズパニック」と報道されたように薬害エイズ患者に対する差別・偏見はきわめて苛烈なものであったことがわかっているが，その他にもカネミ油症[e]の被害者は，黒色の色素が全身の皮膚に沈着しやすく，顔面や爪，口腔内が黒くなることが多く，顔面に黒色痤瘡と呼ばれる黒い吹き出物が出るなど目に見える形で影響が生じる。さらにカネミ油症である親から汚染物質が胎内に移行して黒色の皮膚になった子どもが出産されることが明らかになった。これにより出産をあきらめたり，結婚自体をあきらめたという人がいることがわかっている。

（3）水俣病の「認定」にかかる問題

　「認定」については様々な健康被害で問題となっているが，最も顕著な例が水俣病であろう。水俣病は1959年に熊本大学により，メチル水銀

---

e）カネミ倉庫（北九州市）製の「ライスオイル（米ぬか油）」の摂取により生じた食品公害で，国内最大級といわれている。皮膚症状，色素沈着，神経症状，倦怠感などきわめて多様な症状を呈する。1968年10月から1969年7月1日までに西日本一帯の1万4,320人が健康被害を訴えた。脱臭工程で熱媒体として使った鐘淵化学工業（現・カネカ）製のポリ塩化ビフェニール（PCB）が配管の破損で油に混入し，PCBの加熱により発生したダイオキシン類が主な原因とされている。2012年に「カネミ油症患者に関する施策の総合的な推進に関する法律」が成立し，40年以上を経て支援に向けた取り組みが進み始めたが，現在でも母子への移行や孫への移行がわかるなど，世代を超えた未認定患者が多くいる状況が続いている。

に汚染された魚介類を摂取することにより，消化管より血液に吸収され，その一部が脳に蓄積され，脳内の神経細胞を障害することで神経・精神症状が発生するものとして発表された。水俣病認定審査会により水俣病判定が行われ，水俣病と認定された人には患者として認定をする。認定された水俣病患者には慰謝料と医療費の全額支給などが施される。しかし認定基準がきわめて厳しく，当初は申請してもほとんど棄却されるという事態となり，裁判となった。2019年で水俣病患者数は2,283人となっている。他方で，こうした患者認定がされずに症状を抱えている人が多く出ていることに対して，国は解決策として一時金や療養手当を支払う対応をしたり，2009年には特別措置法を制定し，同じく一時金や療養手当を支払う対応を行ってきた。こうした救済措置が行われた人は合わせて7万人近くに上る。なお，患者認定された場合は「水俣病患者」とされるが，認定されない場合は「水俣病被害者」と呼ばれている。1978年には当時の環境庁長官が「補償金が目当ての偽患者もいる」と発言をし，のちに謝罪する出来事もあった。また，当事者の間では認定を受け手厚い補償金を受けることにより，逆に周囲から差別を受けることを恐れ，あえて申請をしない人もいたとされている。

　こうした問題が生じる背景には補償のための予算が限られており，できる限り患者数を抑えたかったという国や県の政治的意図が働いているとも指摘されている[13]。その一方で，医学的な診断方針に関する議論も続いた。中枢神経系（大脳など）と末梢神経系（皮膚の感覚神経など）の両者の損傷を根拠として診断が行われてきたが（その結果厳しい診断基準になった），末梢神経の障害が否定され，中枢神経である大脳皮質の損傷であることについて約50年後に決着が着いた[14]こともまた問題の一つであろう。また，生物濃縮された魚の摂取を介しているため，たとえば特別措置法の救済対象とされている地域外に住んでいても，同様の

魚を摂取した人で症状が生じる可能性がある。こうした行政的把握のための地理的な線引きが行われることも，未認定の患者が増えることにつながっている[11]。

（4）健康被害と社会とのかかわり

　環境社会学者の飯島伸子氏は，健康被害がさらに生活被害に波及するにあたって，それを増幅あるいは緩和する要因として，家庭内での役割，社会的地位または社会階層，所属集団の3点を挙げている[11]。まず，家庭内での役割が家計に直接かかわるような立場であると，一気に家族の経済状況が悪化し，社会的な地位が下落していく可能性が高くなるとされる。次に社会的地位が低い人が健康被害を受ける危険が高い環境にある傾向があるとされる。最後に良質な情報や社会資源を使用できる所属集団にあること，つまり良好な社会的ネットワークを有しているかどうかが，生活被害への拡大を左右するとされる。このように，健康被害そのものだけでなくその拡大や波及にあたっても，社会的な要因が関与することがわかっている。

学習の課題

1．乳幼児期の早期教育は，なぜ成人後の健康にかかわるのか，そのメカニズムについて考えてみよう。
2．沖縄県はなぜ長寿県ではなくなっていったのか，理由を整理してみよう。
3．日本で交通事故死が減ってきた理由を整理してみよう。
4．なぜ薬物依存症対策で司法モデルでは限界があるのか整理してみよ

う。

5．日本における公害や薬害，食品公害について，健康被害の観点で整
理してみよう。

引用文献・ウェブサイト

1）Wilkinson R, Marmot M,. 高野健人（監訳）『健康の社会的決定要因（第二
版)』特定非営利活動法人 健康都市推進会議，2004.
2）イチロー・カワチ『命の格差は止められるか』小学館，2013.
3）Bruno EP, Iruka IU.: Reexamining the Carolina Abecedarian Project using an
antiracist perspective : Implications for early care and education research. *Early
Childhood Research Quarterly.* 58 : 165–176, 2022.
4）Todoriki H.: Nutrition transition and nourishment policy in postwar Okinawa :
influence of US administration. In Juhani L, ed. *Health, Wellness and Social Pol-
icy : Essays in Honour of Guy Bäckman.* Europäischer Hochschulverlag GmbH&
Co. KG, 2010, p.195–202.
5）室町泰徳「通勤者の交通手段選択と健康」『国際交通安全学会誌』33(3)： 253–
258，2018.
6）松本俊彦「物質関連障害および嗜癖性障害群」『臨床精神医学』43(supp)： 166–
172，2014.
7）和田 清「薬物依存症を理解する―司法モデルから医療モデルへ―」『心の臨
床29(1)： 73–78，2010.
8）大西真由美，川崎涼子「ポルトガルにおける薬物政策：ハームリダクションと
非刑罰化」『保健学研究』32：95–101，2019.
9）丸山泰弘「薬物政策の新動向―規制を用いた統制から「その人らしく生きる」
ことを支える政策へ―」『犯罪社会学研究』43：136–142，2018.
10）European Monitoring Centre for Drugs and Drug Addiction. *Drug Policy Pro-
files–Portugal.* 2011.
https://www.emcdda.europa.eu/publications/drug–policy–profiles/portugal_en

（2022年2月8日アクセス）

11) 飯島伸子「環境問題と被害のメカニズム」飯島伸子（編）『環境社会学』有斐閣，東京，1995，p.81-100.

12) 山崎喜比古，井上洋士『薬害 HIV 感染被害者遺族の人生：当事者参加型リサーチから』東京大学出版会，2008.

13) 高峰　武「食べる　水俣病」安藤聡彦，林　美帆，丹野春香（編）『公害スタディーズ』ころから，東京，2021，p.20-31.

14) 浴野成生，二宮　正，今村桂子，諏佐マリ「メチル水銀による大脳皮質損傷—水俣病を診断するために—」『精神神経学雑誌』109(5): 420-437，2007.

参考文献

緒方正人『チッソは私であった　水俣病の思想』河出文庫，東京，2020.

井上洋士，伊藤美樹子，山崎喜比古（編著）『健康被害を生きる　薬害 HIV サバイバーとその家族の20年』勁草書房，東京，2010.

最首　悟，丹波博紀（編）『水俣50年　広がる「水俣」への思い』作品社，東京，2007.

4 │ 現代社会における病いの経験

前田泰樹

《学習のポイント》 現代社会において病気になるとは，どのような経験なのだろうか。まず，私たちが，生物医学的な「疾患」のみではなく，それぞれが経験し患う「病い」を生きていることを確認する。その上で，私たちの病いの経験は，新しい医学的な知識のもとで変容してきていることを踏まえ，現代社会における病いの経験のあり方について解説する。
《キーワード》 病人役割，病いの語り，新しい医学的知識

1.「病気になる」とは，どのような経験か？

（1）病人役割

　私たちにとって，現代社会において，病気になるとは，どのような経験なのだろうか。高熱が出てインフルエンザと診断されることは，私たち一人ひとりにとって，苦しい身体的な経験である。同時に，インフルエンザと診断されれば，学校に登校したり，会社に出勤したりしなくてよくなる（してはいけなくなる）ように，通常の義務が免除され，そのかわりに回復へと努める義務を負うことになる，という意味で，社会的な経験でもありうる。それどころか，2019年以降の COVID-19，いわゆる新型コロナウイルスの流行を経験した私たちは，病気になることが社会的な経験でありうることを，よく知っているのではないだろうか。

　このような病気になることの社会的な意味を，T. パーソンズ（Talcott Parsons）という社会学者は，「病人役割」という言葉で説明している[1]。

ここで「役割」とは，地位に結びついた規範のことだ。「学生」であれば講義に出席して勉強することが期待され，「従業員」であれば出勤し労働することが期待されるように，それぞれの地位には，それぞれに応じて異なった規範的な期待がある。「講義に出席するべきだ」という規範は，「学生」が正当な権利として講義に出席することを可能にするものだ（「学生」でなければ講義に出席することはできない）。他方で，この規範のもとで「学生」が欠席した場合，その規範に違反していると理解されることになる。それに対し，「病人」の場合には，その義務が免除されることがある。規範的な期待のもとで，病人は，通常の社会的役割に期待される義務を免除され，病気であることをどうしようもないこととして責任を問われることがないかわりに，その状態から「回復」しようとすることが期待され，またそのために医師の援助を求め医師と協力することが，期待されるというわけだ。

1950年代の著作におけるこの説明は，現在まで様々な批判的検討がなされることになったが，病人役割という考え方自体は，病気になることを，社会的役割との関係で理解することを可能にしたものだった。「病人」であることも，複数ある社会的役割の一つである。私たちは，日常生活を送るにあたって，複数の役割を担いうる。病気になることとともに，私たちが，様々な役割間での調節を行っていること，その意味で，規範的な期待の網の目の中に位置づけられていることを理解させるものであった[2]。

（2）感染症から生活習慣病へ

病人役割という概念に向けられてきた批判として，病気がいずれ健康へと回復する一時的な状態として位置づけられているため，いわゆる慢性疾患を生きる人々の経験に当てはまらないことが指摘されてきた。こ

うした指摘がなされる背景として，日本においても，結核などに代表される感染症による病死が多く見られた社会から，糖尿病のようないわゆる慢性疾患への関心が高まる社会へと，疾病構造が変化してきたことが挙げられる。慢性疾患の場合，回復を目指すというよりは，病気とともに生きることが求められるため，病いの経験は「正常」（＝健康）な状態からの一時的な「逸脱」という意味を持っていない。また，一時的な期間のみ，医師に治療の責任を預けておけば良いということにもなっておらず，むしろ職場で働きながら薬を服用するなど，日常生活の中で病気と（そして医療と）折り合いをつけていく必要がある場合もある。

　たとえば，痛風で強い痛みを伴う発作が生じることは一時的な状態かもしれないが，発作が治まった後に，飲酒を控えるなど生活習慣を改善したり，尿酸値を下げるための薬を常時服用し続けたり，といったことがなされる場合がある。同様に，高血圧の治療のために，塩分を控えるとともに，降圧薬を服用する場合，あるいは，糖尿病の治療のために，食事療法とともに服薬を行ったり，在宅でインスリン注射を行ったりする場合などを，考えてもらえば良いだろう。日常生活の中で，しばしば生活習慣の改善とともに，病気と（そして医療と）折り合いをつけていくことがなされている。

　また，日本においては，2000年から開始された「21世紀における国民健康づくり運動（健康日本21）」や2003年の健康増進法の施行を通じて，「生活習慣病」といった疾病概念が用いられるようになり，生活習慣への着目がさらに強調されるようになった。2013年から開始された「健康日本21（第二次）」においては，生活習慣病として，「がん，循環器疾患，糖尿病及び COPD（慢性閉塞性肺疾患）」[3] が挙げられている。こうした動きは，病気になるリスク要因として生活習慣を位置づけることによって，その予防を可能にしていくものであった。

　病気になること自体，その個人の責任を問われるものではなく，個人への過度な帰責はそれ自体問題である。他方で，その要因である生活習慣については，喫煙や過度な飲酒をはじめとして，改善を求められることがありうる。あるいは，医師が喫煙，飲酒や食生活といった生活習慣について質問すること自体が，患者の側から道徳的な含意を持つものとして理解されることがありうるわけである。

　このように，慢性疾患や生活習慣病のような病気のあり方が見えやすくなることによって，「病人」に期待される規範が変わってきた。日常生活においては，「病人」であることは，「学生」であったり，「会社員」であったりといった，私たちがとりうるその他様々な役割と調整されなければならない。病気とともに生きる人々にとって，「病人」であることは，「学生」や「会社員」といった他の役割のもとで期待される規範を，ただ単純に免除するわけではない。それぞれの役割には，それぞれ異なった規範的な期待があるので，それらの規範同士の関係についても考える必要がある。その意味で，病人であることと規範的期待との関係は，ますます複雑化してきている。

2. 病いの経験の語り

(1) 病いの語り

　慢性疾患のように病気とともに生きる人々の経験を理解するために，精神科医であり医療人類学者でもある A. クラインマン（Arthur Kleinman）は，1980年代に「疾患（disease）」と「病い（illness）」の区別を導入した（Kleinman 1988＝1996)[4]。病者は，医学が対象とし医師が診断する生物学的な機能の不全という意味での「疾患」のみを生きているわけではなく，それぞれが症状を経験し患う「病い」を生きている。ク

ラインマンは，生物医学的な理解を重視する医療ケアにおいて，慢性の病いを生きる患者の経験とその語りを聴くことの重要性を指摘している[4]。

　こうした考え方を引き継ぎながら，社会学者 A. フランク（Arthur W. Frank）は，自ら睾丸がんを患った経験をもとに，「語り（narrative）」あるいは「物語（story）」という観点から，病いの経験を位置づけている[5]。フランクもまた，病者は医学的物語によって語りうる以上の経験をしている，という理解のもとで，「回復の語り」「混沌の語り」「探求の語り」という，3つの類型において病いの語りを考察している。

　「回復の語り」という類型は，先に挙げた，病気が健康へと回復されるべき一時的状態であるという考え方にかかわるものだ。病院でなされる医師の説明は，典型的には，症状，原因，治療法，予後などを時間的順序に並べながら，回復へ向けて語られることになる。医療的ケアを受けることは義務でもあるため，患者の側でも，自らの人生の物語を医学的物語の方へと譲り渡してしまい，自らの病いの経験を，医療が提供する物語に合わせて理解しようとする力が働くことがある。また，病む人が実際に「混沌」を生きているとき，言葉にして物語を語ることの難しさも指摘されている。そのうえで，「探求の語り」は，病む人に，物語の語り手としての声を与えるものとして，位置づけられている。

　フランクはもう一度自らの語りを語り直すことの重要性を指摘していた。注意しておきたいのは，フランク自身のように化学療法を受けて寛解状態に至り，仕事にも復帰するようになった人でも，単純に回復の語りを生きているわけではない，ということである。厳しい病いと治療の経験を経たうえで，再発のリスクと折り合いをつけながら，元の世界に戻ることの難しさを示すために，フランクは「寛解者の社会」[5]という言葉を用いている。ここで示されているのは，健康を前提とする社会に

戻ることとは異なるのである。

（2）病いの経験を語り直す

　慢性疾患の場合や，根治療法のない疾患の場合，直接回復に結びつけ
て考えることができなければ，よりいっそう，病む人は，混沌の中に置
かれることになるかもしれない。フランクの著作が示したのは，そのよ
うな状況において，病む人はどのように自らの物語を語り直すことがで
きるのか，私たちは，それをどのように聴くことができるのか，という
問いであった。病いを経験した人がその経験を語り直すことには，自ら
の経験を一つの「証言」として他者に伝達していく，という契機が含ま
れうる。

　こうした問いを継承して，病い（や老い，障害）の経験を「語り」や
「物語」という観点から考察する研究は，総称して「ナラティブ・アプ
ローチ」と呼ばれることがある。1つの雑誌の特集にまとめられた範囲
でも，「ピア・サポート」「摂食障害」「知的障害」「認知症」「顔にあざ
のある女性」「小児がん患者家族」「遺伝子疾患」「発達障害」など，テー
マは多岐にわたっている[6]。

　なかでも「ピア・サポート」に関しては，アルコール依存などのセル
フヘルプ・グループ，がんをはじめ様々な病いの患者会，認知症介護の
家族会などに関して，多くの研究がなされている。セルフヘルプ・グル
ープや患者会の場では，他の参加者の病いの経験の語りを聴き，それに
続けて，自らの病いの経験を語る，ということがなされているからであ
る。このような語りの共通性や類似性を通じて「共同体の物語」を作り
あげ，それを語れるようになっていくことが，その物語が含む病いや問
題への対処を伝えていく，という意義も指摘されている[7]。

　また，病いの経験の語りを伝えていくという活動は，より組織的にデ

ータベースを構築していく方向でもなされている。英国の DIPEx (Database of Individual Patient Experiences) をモデルとして，日本でも「健康と病いの語りディペックス・ジャパン」が，「健康と病いの語り」をデータベース化し，インターネット上で発信している。「乳がんの語り」「前立腺がんの語り」から始まり，直近では，「新型コロナウイルス感染症の語り」のパイロット版に至るまで多岐にわたる。これらの語りは，「同じ」経験をした人がそこから洞察を得られるものとしてだけでなく，「患者主体の医療」を実現していくための資源としても位置づけられている[8]。

3.　新しい医学的知識のもとでの経験

（1）新しい知識のもとでの経験と行為の変容

　病気とともに生きる人は，医療的ケアが提供する物語以上の経験をしている。この理解は，現在においても重要な意義を持っている。他方で，「疾患」と「病い」の区別は，完全に維持できるものではないことも指摘されてきている。病気とともに生きる人は，次第に新しい医学的知識を用いて，自らの経験の理解の仕方を変えるようになってきているからだ。

　医療人類学者 A. モル（Annemarie Mol）は，こうした観点から，オランダでの糖尿病患者自身による生活管理のあり方を描いている[9]。糖尿病患者にとって，血糖値レベルを一定に保つことは重要である。毎食前に注射できるインスリン注射が導入されたことは，砂糖を完全に禁止するのではなく，糖質のバランスをとっていく方向へと食事療法のあり方を変えた。また，血糖値測定器が小型化して自分で頻繁に測定できるようになったことは，検査室で測っていた空腹時血糖値の目標値を一日

を通したものに変えることになった。こうした厳密な測定の結果，血糖値がしばしば低くなりすぎてしまうことがあり，測定器は，低血糖症を避け，食べた方がいい場合を知るためにも用いられるようになった。患者は，そして医師を含むケアを行うチームは，技術，習慣，生活といったものをすべて調整し，手直ししていかなければならない。このような調整のあり方を特徴づけるものとして，モルは「ケアのロジック」という言葉を使っている[9]。

　このように新しく使用可能になっていく知識は，多岐にわたる。先に挙げた生活習慣をリスク要因として位置づける知識もその一部である。また，病気になることを遺伝的要因と環境要因の相互作用から説明する考え方のもとでは，遺伝学が新しい知識を提供することになる。たとえば，ハンチントン病が単一遺伝子疾患であるとわかり，発症前診断ができるようになったとき，その診断を受けるかどうか選択できるようになる[10]。それまで親の病いを単に腎臓の疾患としてのみ理解していた当事者が，自らの病いが親と同じ遺伝性の疾患（常染色体優性多発性嚢胞腎：ADPKD）だと知るとき，親の病いの軌跡を，自らの病いと比較して理解することができるようになる[11]。

　こうした新しい知識のもとで人々の経験が語り直されることによって，経験の理解のされ方が更新され，新しい行為が可能になっていく。たとえば，1990年代半ばに活動を始めた多発性嚢胞腎の患者会の参加者たちは，しばしば医療者から「根治療法はない」と伝えられてきた。参加者たちは，こうした医療的ケアが提供する物語を超えて，病いの経験を語り直し，「同じ」病いを経験しているというつながりをつくりだしてきた。そこから，自分たちの経験や知識を，同じ病いを生きる子どもたちの世代に伝えようとし，さらに新しい治療法のための治験への参加を行ってきた。そうした活動の結果が，2014年の症状の進行を抑制する

治療薬の承認と，同時期に議論されていた「難病の患者に対する医療等に関する法律」のもとでの助成へと，結びついていったのである[11]。

（2）新しい知識へ向けての運動

遺伝性疾患を持つ人々や家族たちの多様な運動は，ピア・サポートという側面を持ちつつも，立法政策や研究推進にも結びついてきた。D. ヒース（Deborah Heath）らは，議会に働きかけ，研究者と連携し，研究のための組織サンプルを登録できるようにするといった，治療を受けることのできる環境を整備していくための患者側からの働きかけを，シティズンシップの請求という観点から，「遺伝学的シティズンシップ」と呼んでいる[12]。

これを含むより広い概念として，「生物学的シティズンシップ」という言葉が用いられることもある[13]。先に見た，日本における多発性嚢胞腎の患者会の運動も，同様の特徴を持つものであった。また，2013年に厚生労働省の下で希少疾患の患者情報の登録を開始した J-RARE.net も，患者との共同運営がなされている[14]。J-RARE は「遠位型ミオパチー」や「マルファン症候群」といった「希少疾患を対象とした患者情報登録サイト」として，患者参加型の研究開発を通じて，希少疾患が治療可能になることと，患者が暮らしやすい社会を実現することを目指すものである[15]。

D. ヒースらは，2004年の論文で，遺伝性疾患を持つ人々や家族たちの運動について，「慢性疾患には，遺伝的基盤があるのだと次第に理解されるようになってくるにつれ」「私たちすべてにとっての遺伝学的シティズンシップの先駆者の役割を果たすのである」[12] と述べていた。ここで示されていたのは，生活習慣病や多因子疾患の遺伝的要因がわかることによって，新しい知識のもとでの経験のあり方が普遍化されてい

く，という考え方である。そしてこれは，現在までに，ある程度実際に遺伝・ゲノム医療の進展のもとで生じてきたことである。2型糖尿病のような慢性疾患に遺伝的要因が発見されていくことは，生活習慣にのみ過度に注目することの問題を軽減していくかもしれない。

　また，がんの診断法・治療法は，ゲノム医学や免疫医学によって，大きく変化してきている。「がん遺伝子パネル検査」のような，網羅的ゲノム解析による新しい技術は，これまで遺伝性疾患についての想定がなかった一般のがん患者にも新しい知識を提供することを可能にした[16]。また，肺がんの再発時に希少変異遺伝子を持つことを伝えられた患者は，そのタイプのがんに有効とされていた分子標的薬の治験や，希少変異遺伝子を持つグローバルな患者グループ活動への参加が可能になる[17]。

　現代社会において，病気とともに生きる人々が自らの経験を理解するあり方の中には，このように新しい知識を資源として用いていく方法が含まれている。

4. おわりに

　現代社会において，病気になるとは，どのような経験なのだろうか。最初に述べたように，病気になることは，私たち一人ひとりにとって，苦しい身体的な経験であると同時に，様々な規範的な期待の網の目の中で経験される社会的なものだ。それは，単に一時的な逸脱としてではなく，様々な水準で病気とともに生きていくものとして，そのために日常の生活習慣と様々な新しい医学的知識や技術とを調整していくものとして，経験されている。

　そして，2019年以降のCOVID-19，いわゆる新型コロナウイルスの流

行のもとで，私たちは新しい経験をした。感染症が世界的に流行すること自体は，歴史上繰り返されてきたことであるが，私たちは，日々報道される新規感染者数や重症者数を知り，その理解のもとで，自らの行為を調整することを強いられる経験をしたはずだ[18]。それは，発症せずとも，感染せずとも，分類のどこかには置かれ，そのことと無関係ではいられない状況に置かれる経験でもある。

　現代社会における「病い」は，新しい医学的知識のもとで，私たち自身のあり方そのものを変容させながら，経験されているのである。

学習の課題

1．現在，病いとともに生きる人々の経験を理解する際に，「病人役割」
　という考え方がどのような意義を持つか，考えてみよう。
2．現在，病いとともに生きる人々の経験を理解する際に，「病いの語
　り」という考え方がどのような意義を持つか，考えてみよう。
3．新しい医学的知識のもとでの経験の事例について調べてみよう。

引用文献・ウェブサイト

1）Parsons, T.: *The Social System*, Free Press, 1951. 佐藤　勉訳『現代社会学大系
　14　社会体系論』青木書店，東京，1974.
2）筒井淳也・前田泰樹『社会学入門─社会とのかかわり方』有斐閣，東京，
　2017.
3）厚生労働省告示第四百三十号「国民の健康の増進の総合的な推進を図るための
　基本的な方針」.

https://www.mhlw.go.jp/bunya/kenkou/dl/kenkounippon21_01.pdf（2022年5月12日アクセス）

4）Kleinman, A.: *The Illness Narratives : Suffering, Healing, and the Human Condition*, Basic Books, 1988. 江口重幸・五木田紳・上野豪志訳『病いの語り—慢性の病いをめぐる臨床人類学』誠信書房，東京，1996.

5）Frank, A. W.: *The Wounded Storyteller : Body, Illness, and Ethics*, The University of Chicago Press, 1995. 鈴木智之訳『傷ついた物語の語り手—身体・病い・倫理』ゆみる出版，東京，2002.

6）野口裕二編『N：ナラティヴとケア　第6号—ナラティヴの臨床社会学』遠見書房，東京，2015.

7）伊藤智樹編『ピア・サポートの社会学—ALS，認知症介護，依存症，自死遺児，犯罪被害者の物語を聴く』晃洋書房，京都，2013.

8）DIPExJapan．健康と病いの語りデータベース．
https://www.dipex-j.org（2022年5月12日アクセス）

9）Mol, A.: *The Logic of Care : Health and the Problem of Patient Choice*, Routledge, 2008.田口陽子・浜田明範訳『ケアのロジック—選択は患者のためになるか』水声社，東京，2020.

10）Wexler, A.: *Mapping Fate : A Memoir of Family, Risk, and Genetic Research*, University of California Press, 1996, 武藤香織・額賀淑郎訳『ウェクスラー家の選択—遺伝子診断と向き合った家族』新潮社，東京，2003.

11）前田泰樹・西村ユミ『遺伝学の知識と病いの語り—遺伝性疾患をこえて生きる』ナカニシヤ出版，京都，2018.

12）Heath, D., Rapp, R. and Taussig, K. S.: Genetic Citizenship. In Nugent, D. and Vincent, J.（eds.）, *A Companion to the Anthropology of Politics*, Blackwell Publishing Ltd, 152-167, 2004. 仙波由加里訳「遺伝学的市民とは何か」山中浩司・額賀淑郎編『遺伝子研究と社会—生命倫理の実証的アプローチ』昭和堂，京都，189-216，2007.

13）Rose, N.: *The Politics of Life Itself*, Princeton University Press, 2007. 檜垣立哉ほか訳『生そのものの政治学—二十一世紀の生物医学，権力，主体性』法政大学出版局，東京，2014.

14）大野更紗「難治性疾患をめぐる新しい排除と包摂—ジェネティック・シティズ

ンシップ（遺伝学的市民権）と患者の参画」『現代思想』45(8)：171-173，2017.

15）J-RARE　https://j-rare.net（2022年5月12日アクセス）

16）李怡然・武藤香織「ゲノム医療時代における『知らないでいる権利』」『保健医療社会学論集』30(1)：65-75，2019.

17）齋藤公子「肺がん患者は患者会参加にいかなる意義を見出しているか―希少な遺伝子変異が認められたMさんの語りから」『社会学研究科年報』26：41-52，2019.

18）浜田明範「感染者数とは何か―新型コロナウイルス感染症の実行と患者たちの生成」浜田明範ほか編『新型コロナウイルス感染症と人類学―パンデミックとともに考える』水声社，東京，128-145，2021.

参考文献

Frank, A. W.: *The Wounded Storyteller : Body, Illness, and Ethics*, The University of Chicago Press, 1995. 鈴木智之訳『傷ついた物語の語り手―身体・病い・倫理』ゆみる出版，東京，2002.

野口裕二編『N：ナラティヴとケア　第6号―ナラティヴの臨床社会学』遠見書房，東京，2015.

前田泰樹・西村ユミ『遺伝学の知識と病いの語り―遺伝性疾患をこえて生きる』ナカニシヤ出版，京都，2018.

5 │ 健康と格差

戸ヶ里泰典

《**学習のポイント**》　1990年代から2000年代初頭にかけて，我が国の社会は格差社会と呼ばれるようになった。特に「格差」という用語は，一時期では流行語までになった。さらには，本来は平等であるはずの人々の健康自体にも格差が生じていると言われるようになっている。なぜ社会的な格差が人々の健康の不平等を生じさせてしまっているのか考えていく。

《**キーワード**》　権利，平等，公平，健康の不平等，健康格差

1.　健康の社会経済的不平等とその歴史

（1）社会格差と不平等

　私たちが住む社会には，数億円の豪邸に住んでいる人たちもいれば，ホームレスをしている人たちもいる。もう少し身近な例を挙げると，同じ年齢で配偶者と子どもがいる会社員でも，年収1,000万円以上で戸建ての家と車を所有しているＡさんもいれば，年収数百万円で賃貸アパートで暮らしているＢさんもいる。こうした状況に対して，私たちは「格差がある」，と呼んでいる。正確には，あるべき理想的な水準があって，そこから上や下にどのくらい離れているのか格付けされた差を格差という[1]。

　Ａさんの方が様々な生活用品を購入したり，余暇を楽しんだりすることができるかもしれない。あるいは病気になったときに支払う医療費や子どもの教育費などにも使用できる。贅沢品の購入はともかく，病気に

なったときの医療費や子どもの教育費といった，本来差があることが望ましくないものに差が生じている場合，「不平等」ということになる。このように，差があること―格差が存在していること―に加えて，その差に社会経済的な価値や規範がついてくるときに社会経済的な不平等という[1]。

（2）平等と公平・公正

　平等の類義語に公平，公正という用語がある。辞書によっては，言い回しは異なるがほぼ同義のように扱われている場合もある。ただし，学問的には異なる用語であり，それぞれに対応する英語は，概ね equality，equity，justice あるいは fairness であることが多い。

　平等とは，先述のように一定の価値や規範の元での均等な（配分）状態とされる。その一方で，公平とは社会心理学者 JS アダムスによる公平理論（衡平とも記載することがある）によると，自己のアウトカムとインプットの比を交換関係にある他者のそれとの関係によって正当性が決まると考え，その比が両者で同じであれば公平とした[2]。言い換えると，自分がかかわり貢献している程度とその結果得られる報酬との比に差が生じていないということになる。つまり，同じ仕事をしている同僚の時給が2,000円で，自分が1,000円であることは不公平ということになる。公正とは，規則や規律，あるいは倫理や規範に見合っているということで，現在日本国内で時給100円で労働することは公正ではないということになる。

　健康に関しては，古くから健康の不平等（health inequality）に関する研究が多く行われており，平等，不平等という用語が用いられることが多い。そこには，個人の健康には優劣があってはならない，という背景があるものと思われる。アダムスの定義に基づく健康の公平とは，た

とえば健康維持に非常に努力した人が健康であることと，健康維持に努力しない人が病的な状態であることは公平である，と解釈できる。公平という場合は，健康状態そのものではなくて，そこに至る要因のかかわり方も含めての問題になる点について注意する必要があろう。

（3）社会経済的地位とは

　社会経済的要因として古くからいわれている要因として，社会経済的な地位（socioeconomic status）と呼ばれるものがある。社会経済的地位についてよく理解するうえで，社会的資源という用語について押さえておかねばならない。社会的資源とは，所得や財産から成る「富」と，権力，権限などから成る「勢力」，周囲からの称賛や尊重である「威信」，知識や技術などから成る「情報」といった大きく四つで構成されているといわれている[3]。社会的資源は人々が手に入れたいと思うもので，石油やガスのような天然資源のように，生きていくうえでの糧となる。社会経済的地位とは，こうした社会的資源を持っている量の大小を表している。つまり，社会的資源を多く持っている人は社会経済的地位が高く，少なく持っている人は地位が低いことになる。

　さらに同じような地位の人の集団，たとえば職業でいえば，同じ中間管理職の人たちの集団とか，専門職の集団など，あるいは収入でいえば，年収1,000万円以下の集団とか，1,000万円以上の集団，といった，社会的な同等の位置を持つ集団を「社会階層」と呼んでいる[3]。社会学や経済学では，収入や，職業，学歴による階層がよく「社会階層」として扱われている。

（4）結果の不平等と機会の不平等

　不平等には，「結果の不平等」と「機会の不平等」の二種類がある。

「結果の不平等」は，何かの活動を行った結果に受け取るものの差の不平等を指す[4]。たとえば，一生懸命働いたのに，同じだけ働いた別の人よりも給料が少ないとき，結果の不平等が生じている。あるいは，同じ年齢で同じような経歴で同じ病気にかかって治療したのに，一方の人は完治して一方の人は治りが悪かったときも結果の不平等となる。主に所得や資産について扱われることが多い。

　「機会の不平等」は，読んで字のごとく，何か活動を行うための機会，チャンスの差の不平等を指す。「機会の平等」はすべての人に公平に参加する機会が与えられている状況を指す[4]。たとえば，子どもが教育を受ける機会や，就職する機会，病院を受診する機会，保健サービスを受ける機会，インターネットに接続する機会などが挙げられよう。

　この「結果の不平等」と「機会の不平等」は，不平等を二つに分解して問題を整理するうえで大変に有益な考え方で，「結果の不平等」だけを求めていても問題はなかなか解決しないため，「機会の不平等」にも着眼する必要があるという主旨で使われることがある。社会学や経済学の分野では「結果の不平等」という場合，先に述べたように主に所得や資産の不平等を指すことが多いが，本章で扱う健康も「結果の不平等」の一つの指標になるのではないかと思われる。ただし，第1章で扱ったように健康とは必ずしも目的でなく手段にすぎないという見方をする場合，あるいは，経済学では，健康差も「機会の不平等」として扱われることが少なくない。つまり，健康を害することによって就職する機会を失い，経済活動に参加できなくなるということが考えられるためである。しかし，少なくともこの章では健康は人間にとって必要で，実現が望まれる状態としてとらえ，結果の不平等としての位置づけを扱う。

（5）健康の不平等とは

　格差と不平等の違いについて先ほど述べたとおり，不平等という場合は単なる差（格差）だけでなくそこに価値がついてくる。たとえば，健康自体が収入や資産の大きさによって差が生じているとき，平たくいうと，多くのお金持ちの人は健康で，貧乏な人の多くは不健康で病気がちであったとき，これは健康に社会的な格差が生じているということができるのはよくわかる。では，この格差は不平等なのかどうかを考えてみる。人が健康であること，つまり健康的に生きていく権利は，いわゆる「健康権」と呼ばれ，いわゆる基本的人権の一つとして挙げられている[5]。したがって，健康に社会的な格差が存在していることは不平等であるといえよう。

　では実際に健康の格差・不平等はどの程度見られているのかデータを見ていくことにしよう。たとえば米国では，富裕層が多く住む地域の白人女性は，16歳時の平均余命は70年，つまり平均で86歳まで生きることができる。それに対し，貧困層が多く住む地域の黒人女性は54年，つまり平均で70歳までしか期待できないことが示されている[6]。英国では40歳から64歳の公務員を25年間追跡した研究で，同じ白人男性であっても，仕事上高い地位である行政職と比較すると，労務職を中心とした低い地位とされる群では，死亡率が4倍高い[7]。日本の場合，愛知県の15自治体を対象とした高齢者約3万2,000人の調査では，年収が400万円以上の人たちに比べて，100万円以下の人たちでは，抑うつ症状を示す人は，女性で4.1倍，男性で6.9倍も多いということが示されている[8]。また全国の成人を対象とした調査でも，専門職や管理職の人に比べると，労務職の人，自営業の人でいずれも「健康でない」と回答している人の割合が高いことが示されている[9]。こうした事実からも，健康の不平等は実際に我が国においても存在していることがわかる。

（6）社会状況の変遷と健康の不平等

　こうした社会経済的地位と健康との関係についての探索は，18世紀の産業革命以降，特に社会が階級化した西欧諸国において行われている。古くは1842年に英国の社会改革者エドウィン・チャドウィック（Edwin Chadwick）が，イングランド国内住民を貴族・専門職階級，商業者階級，肉体労働者階級と大きく3者に分け，労働者階級では，貴族階級の実に2.5倍も乳幼児死亡率が高かったことを報告している[10]（**図5-1**）。この理由として労働者階級の生活の実態（上下水道の未整備，食物の管理状況など）の劣悪さが大きくかかわっていることを訴え，ロンドン市に衛生局を設置することにつながっていった。当時の死亡に大きくかかわっていたのは，もともと免疫力が低い子どもに多く見られた細菌感染症によるものが多かった。

　その後20世紀に入ると，先進国では生活水準が向上し，上下水道の整備や冷蔵庫などの普及が進み，こうしたモノや環境による健康への影響は少なくなってきた。そして，第2章でみたように徐々に中高年齢者に

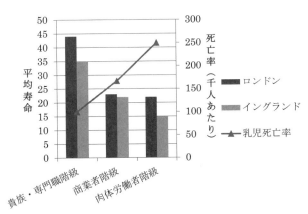

図5-1　1842年の英国における社会階層別平均寿命と乳児死亡率
（Green, L.W., Ottoson, J.M.: *Community and Population Health Eighth Edition*. Mc-Graw Hill, Boston, 1999 より筆者が訳して作成）

おいてがんや循環器疾患などの非感染性疾患が主な死亡原因になってきている。また、たとえば、その他の先進国でも、心臓病は20世紀前半までは富裕層の男性の病気であったが、20世紀後半になると貧困層の病気となった。また、肥満も富裕層のものであったが、20世紀後半となると逆転して貧困層で肥満が多くなっている[11]。

2. なぜ社会的格差が健康の格差につながるのか

（1）所得格差の拡大とジニ係数

　社会的要因として「所得」の格差について見てみよう。ある集団の中での所得の格差を示す指標に「ジニ係数」という数字がある。ここでは詳細な説明をしないが、ジニ係数が0に近いと格差が少なく、1に近いと格差が大きいということができる。

　日本は世界の中でどのくらいの水準にあるのだろうか。OECD（経済協力開発機構）の2018年データ[12]によると、先進国の可処分所得（税金や保険料を除いた所得。いわゆる手取り収入）のジニ係数は、米国0.39、カナダ0.31、ドイツ0.30、フランス0.31、英国0.36、イタリア0.34、であった。他に、スウェーデン0.27、デンマーク0.27、フィンランド0.28、ノルウェー0.27、オーストラリア0.31、ベルギー0.26であった。中国の値は0.47（2020年）、日本の値は0.37（2017年）となっている。

（2）相対的所得仮説

　英国の経済学者で疫学者でもあるリチャード・ウィルキンソン（R. Wilkinson）は世界各国の国民一人当たりGDP（Gross Domestic Product：国内総生産）と平均寿命の関係について検討した。その結果、国

民一人当たりの所得が5,000ドル以下の国々においては，所得が増える
ごとに平均寿命が延びるという関係，所得による健康格差が生じている
状況であることを示した。しかし，国民一人あたりの所得が5,000ドル
以上の国々，つまり，ある程度裕福な国々の間では所得が高くなっても
平均寿命は高くなるとは限らなく，平均寿命はどの国でも70歳から80歳
前後の間をとり，所得と平均寿命の関係はほとんどなかった。

　そこでウィルキンソンは，先進諸国の所得そのものではなく，所得格
差，つまりジニ係数と平均寿命との関係について検討を行った。その結
果，負の関連性，つまり，所得格差が大きくなるほど平均寿命が低くな
ることを明らかにした[13]。これは，所得格差が大きい，つまり不平等な
国ほど長く生きることが難しく，平等な国ほど長生きできる，というこ
とを示している。

　そこで，先ほど示した最近のジニ係数の値と，各国の平均寿命との関
係について見てみよう。**表5-1**に各国のジニ係数の値と，それぞれの
国の平均寿命の値[14]を示した。また，**表5-1**のデータをもとに，ジニ

表5-1　先進諸国のジニ係数と平均寿命

	ジニ係数（年）	平均寿命（歳）
米国	0.39（2018）	78.7
カナダ	0.31（2018）	82.0
ドイツ	0.30（2018）	81.0
フランス	0.31（2018）	82.8
英国	0.36（2018）	81.3
イタリア	0.34（2018）	83.4
中国	0.47（2020）	77.4
スウェーデン	0.27（2018）	82.6
デンマーク	0.27（2018）	81.0
フィンランド	0.28（2018）	81.8
ノルウェー	0.27（2018）	82.8
オーストラリア	0.31（2018）	82.8
ベルギー	0.26（2018）	81.7
日本	0.37（2017）	84.3

係数と平均寿命の関係性に関する散布図を作成した（**図5-2**）。横軸は
ジニ係数，縦軸は平均寿命を示している。この中では，ジニ係数そのも
のは比較的高いものの，寿命が長い日本はやや例外的ではあるが，スウ
ェーデン，ノルウェーといったジニ係数が比較的低い国においては平均
寿命が長く，アメリカ，中国といったジニ係数が高い国では平均寿命が
短いことが示されている。

　つまり，ウィルキンソンの主張のとおり，所得が不平等な国ほど寿命
が短い関係となっている。先述のようにこれは絶対的な所得の大小とい
う問題ではない点にも注意する必要がある。たとえば，GDP を見た場
合，最も高い米国は，経済格差が大きく平均寿命も短い。しかし，ノル
ウェーやスウェーデンといった国は GDP が低いが，格差が小さく寿命
も長くなっている。このように人々の健康・幸福状態は，自身の所得水
準だけでなく，他の人の所得水準にも依存する，つまり，所得が高い低
いではなくて，周りと比べてどうなのかが重要である，という考え方は

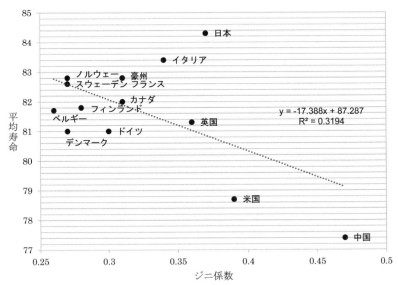

図5-2　各国のジニ係数と平均寿命の関係
（表5-1のデータをもとに筆者作成）

「相対的所得仮説」と呼ばれている。

（3）なぜ社会的不平等が健康を奪うのか

　米国や英国，日本をはじめとした先進諸国における社会的不平等が健康に結びつくメカニズムとして，ウィルキンソンは大きく三つを挙げている。一つ目は，人間は常に，自分は優位なのかそうでないのかを周りと比べながら生きており，こうした差を「感じる」ことが極めてストレスになって，健康状態を脅かすということである。このことは，サルなどの霊長類を対象とした実験では明らかになっており，人間社会においてもこのことが大きくかかわってくる可能性が高いといわれている[11]。つまり，人間は見下されたり，低く評価されたり，二流のように扱われることに非常に敏感で，これが直接ストレスになるのである。

　二つ目は，その地域を構成する人々の社会的な格差が大きいことによって，人々の信頼関係，そして地域全体の「強さ」が弱められることである。社会格差が大きい中で，個人の社会経済的な達成が重視されると，人々が私利的，自己中心的で競争的になって，互いに信じ合わなくなり，攻撃性が広がるといわれている。逆に，地域住民が信頼し合っていたり，社会に参加していたり，人と人との様々な結びつきが強い状況といった，地域に存在しているそこに住む人同士の様々な関係性は，その地域の「社会関係資本」と呼ばれている。この社会関係資本を構成する人と人との社会的な結びつきは，健康に大きくかかわることがいわれている。たとえば，相談相手のネットワークが強いことは死亡率が低いことや心臓発作後の生存率が高いことなどに大きくかかわるという研究結果や，結婚をしている人の方が健康であるという研究結果がある[11]。この社会関係資本の重要性については第8章で詳しく見ていく。

　三つ目は，親の社会的な地位の差が子どもの情緒発達の差を生じさせ

ることによってストレスへの抵抗力が落ち，健康に差が生じてくる，というものである。

　ウイルキンソンは指摘していないが，近年では健康の読み書き能力を意味する「ヘルスリテラシー」に社会経済的格差があり，それが健康の不平等につながっている可能性も指摘されている[15]。ヘルスリテラシーとは具体的には健康情報を入手し，理解し，評価し，活用するための知識，意欲，能力を指す[15]。ヘルスリテラシーに社会的な格差が生じているため，社会的地位が低いとヘルスリテラシーが乏しく，その結果，健康を維持，増進しづらくなることで，健康格差が広がるというメカニズムである。

　注意してほしいのは，健康の社会的格差・不平等は医療の差を反映したものではないということである。実際に貧しい人ほど医者にかかりにくい，つまり，裕福な人ほど医者の治療によって病気を治せるが，貧しい人はそうはいかない，という現実もあるとも考えられよう。言い換えれば，社会経済的地位が高い人たちでは社会的な地位が低い人たちよりも，医療の力で生き残ることができる割合が高いことがある可能性がある。

　しかし，実際のところその割合は，社会経済的な地位が低いことで病気になったり，けがをしたりする割合よりもずっと小さいことが明らかになった[11]。したがって，医療体制が充実することによって健康水準が上がるのではなくて，たとえばある地域の社会経済的な状況によって健康を害する人の割合が決まり，それに対して必要な医療サービスを施しているにすぎないと理解できる。

　こうした社会経済的格差により健康の不平等が生じるという実証研究は，世界的にも多く出されている。そこで第3章でみたようにWHOは2003年にSolid Facts（確かな事実）というレポートを作成し，健康の

社会的決定要因に関する事実と対策について10の決定要因を整理した。社会的格差についてはその第1の要因として挙げられている。さらに2005年にタイのバンコクで行われた世界ヘルスプロモーション会議では，こうした格差の縮小を政策的に実施することが保健政策の観点からも必要であることが「バンコク憲章」という名前でまとめられ，採択された。

3. 日本における「健康格差」の現在と今後

（1）日本の健康格差対策

　日本国内では1990年代後半以降「格差」という用語が一般的に使用され始め，社会疫学者の近藤克則氏により2000年代半ばより「健康格差社会」という用語を冠した解説書や一般書が相次いで刊行された。2013年に健康増進法に基づく基本指針である健康日本21（第二次）の目標の一つとして「健康寿命の延伸と健康格差の縮小」が盛り込まれることで，一般化した用語として認知されるようになった。なお健康日本21（第二次）においては都道府県格差に焦点が当てられている。したがって，日本国内で「健康格差」という用語が出てくる際には，WHOはじめ国際的な運用とは異なり必ずしも健康の社会階層間格差や社会経済的地位と健康との関係を言っているのではなく，地域格差のことを言っていることが多いため注意を要する。

　ただし，日本における健康施策は都道府県や市町村が地域特性を踏まえて展開していることが多い。このことから，地域間格差を問題にすることを通じて，都道府県，市区町村レベルで健康対策を課題として認識しやすくなることは間違いないだろう。

（2）都道府県別平均寿命と死亡率

　人間の寿命は疾患にかかるか事故により尽きることが多いことから，寿命の長短は疾患にかかりにくい，安全であるということにより左右され，健康の代理指標としてとらえられることが多い。そこで，都道府県別の健康状態の評価には平均寿命を比較することが行われている。日本の都道府県別の平均寿命は**表5-2**のようになっている。問題になりやすいのは順位の低い県で，たとえば青森県，秋田県，栃木県，岩手県は男女とも比較的低い水準となっている。

表5-2　都道府県別平均寿命（2015年）

	男性		女性	
	都道府県	期間（年）	都道府県	期間（年）
1位	滋　賀	81.8	長　野	87.7
2位	長　野	81.8	岡　山	87.7
3位	京　都	81.4	島　根	87.6
4位	奈　良	81.4	滋　賀	87.6
5位	神奈川	81.3	福　井	87.5
6位	福　井	81.3	熊　本	87.5
7位	熊　本	81.2	沖　縄	87.4
41位	福　島	80.1	和歌山	86.5
42位	栃　木	80.1	岩　手	86.4
43位	鹿児島	80.0	福　島	86.4
44位	和歌山	79.9	秋　田	86.4
45位	岩　手	79.9	茨　城	86.3
46位	秋　田	79.5	栃　木	86.2
47位	青　森	78.7	青　森	85.9

（厚生労働省：平成27年都道府県別生命表の概況より筆者作成）

　その一方で，昨今では高齢化と同時に介護制度や医療の発展が進み，自身が介護を受けながら家の中や寝たきり状態で療養生活するなど，日常生活の制限を感じながら生活することを余儀なくされている人も少なくない。このように，健康上の問題で日常生活が制限されることなく生活できる期間のことを健康寿命と呼んでいる（詳しくは第10章参照）。この健康寿命で都道府県順位を見てみると，岩手県が低いことは平均寿命と共通しているが，男性では北海道や大阪府，女性では京都府，滋賀県，東京都といった都道府県が低い順位として挙がってきている（**表5-3**）。

表5-3　都道府県別日常生活に制限のない期間の平均（2019年）

| | 男性 | | 女性 | |
	都道府県	期間(年)	都道府県	期間(年)
1位	大　分	73.7	三　重	77.6
2位	山　梨	73.6	山　梨	76.7
3位	埼　玉	73.5	宮　崎	76.7
4位	滋　賀	73.5	大　分	76.6
5位	静　岡	73.5	静　岡	76.6
6位	群　馬	73.4	島　根	76.4
7位	鹿児島	73.4	栃　木	76.4
41位	大　阪	71.9	鳥　取	74.7
42位	青　森	71.7	岩　手	74.7
43位	高　知	71.6	広　島	74.6
44位	北海道	71.6	愛　媛	74.6
45位	鳥　取	71.6	東　京	74.6
46位	愛　媛	71.5	滋　賀	74.4
47位	岩　手	71.4	京　都	73.7

（令和3年度　厚生労働行政推進調査事業費補助金（循環器疾患・糖尿病等生活習慣病対策総合研究事業）「健康日本21（第二次）の総合的評価と次期健康づくり運動に向けた研究」分担研究報告書「健康寿命の算定・評価と延伸可能性の予測に関する研究」より）

死因別で死亡確率の都道府県順位の相違を低い順に見ていくと（**表5-4，表5-5**），ワースト5位の都道府県はバラエティに富んでいる。

表5-4　死因別都道府県別死亡確率（低い順，男性）

	悪性新生物		心疾患		脳血管疾患		自殺	
1位	長野	26.5%	福岡	10.1%	大阪	6.7%	神奈川	1.7%
2位	沖縄	26.7%	佐賀	12.0%	滋賀	6.7%	愛知	1.7%
3位	徳島	27.3%	愛知	12.3%	奈良	6.9%	京都	1.8%
4位	山梨	27.3%	富山	12.4%	和歌山	7.2%	奈良	1.8%
5位	大分	27.9%	沖縄	12.6%	長崎	7.3%	東京	1.8%
43位	大阪	30.7%	香川	16.2%	栃木	9.7%	新潟	2.4%
44位	佐賀	30.7%	岩手	16.4%	秋田	9.8%	沖縄	2.5%
45位	青森	31.0%	奈良	16.6%	長野	9.9%	岩手	2.5%
46位	福岡	31.0%	千葉	16.8%	新潟	10.0%	宮崎	2.5%
47位	北海道	31.7%	愛媛	16.8%	岩手	10.9%	秋田	2.7%

＊数字は死亡確率（0歳の者が将来その疾患で死亡する確率）
（厚生労働省：平成27年都道府県別生命表の概況より筆者作成）

表5-5　死因別都道府県別死亡確率（低い順，女性）

	悪性新生物		心疾患		脳血管疾患		自殺	
1位	三重	18.3%	福岡	14.3%	大阪	7.5%	佐賀	0.6%
2位	徳島	18.5%	山梨	15.5%	沖縄	8.0%	福井	0.6%
3位	静岡	18.6%	新潟	15.9%	和歌山	8.3%	長崎	0.6%
4位	香川	18.6%	静岡	15.9%	福岡	8.3%	石川	0.7%
5位	愛媛	18.9%	愛知	16.0%	兵庫	8.6%	岡山	0.8%
43位	東京	21.3%	千葉	19.2%	栃木	11.6%	徳島	1.0%
44位	青森	21.3%	滋賀	19.3%	新潟	11.9%	群馬	1.0%
45位	長崎	21.3%	高知	19.8%	長野	12.0%	新潟	1.0%
46位	福岡	22.5%	愛媛	20.1%	山形	12.1%	秋田	1.1%
47位	北海道	22.7%	奈良	20.6%	岩手	12.8%	岩手	1.1%

＊数字は死亡確率（0歳の者が将来その疾患で死亡する確率）
（厚生労働省：平成27年都道府県別生命表の概況より筆者作成）

これには都道府県の地域性に様々な特徴があることが反映して，こうした順位となっていることが窺われる。

（3）健康の不平等の今後

　本章では健康が社会的な環境要素によって大きく左右されるという点を「健康の不平等」として眺めてきた。私たちが健康的に生活するうえでは，もはや上下水道や電気機器などの生活環境の整備の問題は通り越して，所得や職業，学歴などの社会格差や社会関係など社会的経済的な環境を整備することもまた大事な営みであることに変化してきている。そしてそれは個人の問題ではなく，組織や政治の問題になってきている。

　社会的不平等を完全に是正して完全に平等の社会を実現すること，これは不可能に近い話である。しかし，少なくとも平等に近づくような政策は引き続き必要であろう。ただし，こうした政策だけの対応では根本的な問題については未解決のままである。ウィルキンソンは市民の考え方を変える必要があると言っている[11]。つまり，相対的な社会格差によって健康が損なわれることが問題であるのだから，ある人の地位が上がるということは，だれか別の人の地位が相対的に下がる，という事実を深く認識することが重要である。あるいは，ある人の資産が増えることは，多くの人が相対的に貧困化するということを認識する必要がある。経済活動によって，たとえば，自分は地位が高く経済的にも優位であるという状況になった場合，さらにその元手で経済活動を推進させて，より自分自身の儲けを大きくさせよう，と考えることになりがちである。これは資本主義経済においては当然の行動であると考えてもよいと思われる。しかし，立ち止まって社会全体を見てみると，一見，活発な資金の流れが見え，経済の活性化が伺われるが，その結果生じる相対的な格

差については楽観的に考えることはできないということである。相対的な経済的格差が広がることにより，低い階層の人たちだけでなく，高い階層の人たちも健康が損なわれる危険をはらんでいる。

こうした認識を強く持つことは社会格差の拡大や偏見，排除につながる基本的な姿勢を取り除くことにつながる。つまり，すぐ周りにいて目で見える他者だけでなく，地域全体にいる目に見えない他者に対する，いたわりや配慮，理解が進むことによるといえるだろう。自分の地位向上に向けて努力することを否定することはできないが，同時に古くからいわれているように仁恕の心，つまり他人へのいたわりややさしさ，といった部分は持ち合わせていなければならない。

しかし，こうした要素はもともと私たちの生活の中になかったのであろうか。たとえば20世紀前半の欧米の文化人類学者による日本研究では，こうした地域における人と人との結びつきが極めて強いことが示唆されていた。その頃に比べて人間関係が疎遠になったのか，といった根拠はないが，仮にそうした人間関係が失われてしまったとしたら，そのことが私たちの健康，ひいてはよりよい生（life）に大きくかかわっていることを考えると無視はできない。

今住んでいる土地や地域，ひいては我が国，地球全体に至るまで，こうした観点と，社会関係資本を構築していくこと，あるいは，失ってしまった社会関係資本を取り戻していくことは，今後の私たち，そして私たちの子孫のためにも大きく課せられている課題であると思われる。

学習の課題

1．健康格差における相対的所得仮説について説明してみよう。
2．ソーシャルキャピタルはどうして人の健康に影響するといわれているのだろうか。
3．我が国で，社会格差と健康の不平等の関係を改善するには，どのようなことをする必要があるのだろうか。

引用文献・ウェブサイト

1）白波瀬佐和子編著「少子高齢化にひそむ格差」『変化する社会の不平等』東京大学出版会，東京，2006，1-15.
2）諸井克英「衡平理論における"不衡平な給与―課題遂行"パラダイムの検討」『実験社会心理学研究』24：175-184，1985.
3）原純輔「社会的不平等と人間・社会」原純輔・佐藤嘉倫・大渕憲一著『社会階層と不平等』放送大学教育振興会，東京，2008，1-14.
4）橘木俊詔編著「機会不平等社会の盲点」『封印される不平等』東洋経済新報社，東京，2005，125-152.
5）伊藤ちぢ代「国際機構の諸文書における「健康権」概念について―健康権の考察のための予備的分析―」『日本大学大学院総合社会情報研究科紀要』7：469-479，2006.
6）Geronimus, A.T., Bound, J., Waidmann, T.A., Colen, C.G., Steffick, D : Inequality in life expectancy, functional status, and active life expectancy across selected Black and White populations in the United States. *Demography*, 38：227-251, 2001.
7）Marmot, M., Wilkinson, R.（ed）: *Social Determinants of Health*. Oxford University Press, Oxford, 1999.　西　三郎総監修『21世紀の健康づくり10の提言』日本医療企画，2002.

8）近藤克則『健康格差社会』医学書院，東京，2005.

9）石田浩「健康と格差―少子高齢化の背後にあるもの」白波瀬佐和子編『変化する社会の不平等―少子高齢化にひそむ格差』東京大学出版会，東京，2006，137-164.

10）Green, L.W., Ottoson, J.M.: *Community and Population Health Eighth Edition*. Mc-Graw Hill, Boston, 1999.

11）Wilkinson, R.G.: *The Impact of Inequality How to Make Sick Societies Healthier*, New York Press, New York, 2005. 池本幸生・片岡洋子・末原睦美訳『格差社会の衝撃　不健康な格差社会を健康にする法』書籍工房早山，東京，2009.

12）Organization for Economic Co-operation and Development（OECD）. OECD. Stat : Income distribution database.
https://stats.oecd.org/Index.aspx?QueryId=66597（2022年8月アクセス）

13）Wilkinson, R.G.: Income distribution and life expectancy, *BMJ*, 304 : 165-168.

14）World Health Organization. World Health Statistics 2015.
http://www.who.int/gho/publications/world_health_statistics（2022年8月アクセス）

15）中山和弘「ヘルスリテラシーとヘルスプロモーション，健康教育，社会的決定要因」『日本健康教育学会誌』22：76-87，2014.

参考文献

イチローカワチ『命の格差は止められるか　ハーバード日本人教授の，世界が注目する授業』小学館，東京，2013.

川上憲人・小林廉毅・橋本秀樹編『社会格差と健康―社会疫学からのアプローチ』東京大学出版会，東京，2006.

近藤克則編『検証「健康格差社会」介護予防に向けた社会疫学的大規模調査』医学書院，東京，2007.

近藤克則『健康格差社会を生き抜く』朝日新聞出版，東京，2010.

6 ストレスとともに生きる

戸ヶ里泰典

《学習のポイント》 生きるということは，ストレスと上手に向きあうことともいえる。人間が生きていくということは，困難＝ストレスに出会いながら上手く乗り越えていくことの連続である。そこで，まずストレスとは何かについて整理し，ストレスにはどのように対処し，どのように上手く付き合っていくことが望ましいのかについて考えていく。
《キーワード》 ストレッサー，ストレスプロセス，ストレス対処，ストレス関連成長

1．「ストレス」はいくつかに分解できる

　私たちが良く用いるストレスという用語は英語から来た言葉である。"stress" という英語を直訳すると「圧力」や「圧迫」というような意味がまず出てくる。つまり元々は物に対する力を意味する言葉で，これを20世紀はじめに医学的な意味としてとらえたのが生理学者のハンス・セリエ（Hans Selye 1907–1982）であった。セリエは，人間は厳しい環境にさらされると，はじめはそこに何とか順応しようとするが，徐々に耐えきれなくなって，病気になってしまう，という過程に目をつけ，「厳しい環境」を「ストレッサー」，何とか順応しようとしている状況を「ストレス状態」，そしてその結果生じてしまう病気を「汎適応症候群」と呼んだ[1]。

　こうして20世紀中ごろまで，「ストレス」はセリエの説に従って，「ス

トレッサー（刺激）」と「ストレス状態（反応）」に分けて研究されていた。しかし20世紀後半になり，心理学者リチャード・ラザルス（Richard Lazarus 1922-2002）は，セリエの説に「人間と環境（周りに存在しているモノ，物質，ヒト）との相互作用（関係）」を加えた。さらに環境とかかわっていく中で，何が，どの程度ストレスなのかを決める「認知的評価」という考え方を提唱した[1]。さらにラザルスは，評価を行いながら，周りからの色々な要求や，湧き上がってくる感情に対して，処理をしていく過程を「対処（コーピング）」と呼んだ[1]。

　以上を整理すると，ストレスはストレッサー（刺激），認知的評価，対処，ストレス反応，のそれぞれに整理できる（**図6-1**）。

　一連のストレス対処の過程を経て，ストレッサーに対抗できないような状態に陥ってしまうと，体の中に変化が起こる。また，行動的にも変化が起こる。体の中の変化については，たとえばホルモンのバランスが崩れたり，免疫力が低下したり，体を調節している自律神経系という神経系が不調をきたす。また，行動面では，過度の飲酒や喫煙，過食など，体に良くない行動を起こすことによって，より病気にかかりやすくなる。最終的には神経症や心身症，うつ状態になっていく。

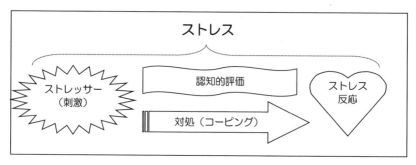

図6-1　ストレスの分解

　こうしたストレスによる病気になる前にどのようにすれば食い止めることができるのだろうか。これを考えるためには，ストレス反応に至る前の，ストレッサー，認知的評価，対処について良く知っておくことが必要である。次項からはそれぞれを見ていこう。

2.　3種類のストレッサー

　私たちの周りにあるストレッサーは，人生上の出来事，日常の苛立ちごと，慢性ストレッサーの大きく3種類ある[2]。

（1）人生上の出来事
　突然大事件や天災に巻き込まれたり，愛する人が亡くなったり，こうした劇的な出来事は突如としてやってくる。こうした人生上の劇的な出来事のことをライフイベント（人生上の出来事）と呼ぶ。これを重要なストレッサーとして位置づけたのがホームズ（Thomas H. Holms）とラエ（Richard H. Rahe）で，配偶者の死を100点として，離婚を73点，夫婦別居を65点，刑務所への収容を63点など，様々な出来事を列挙したうえでそうした出来事が健康に与える影響の度合いをストレス強度として点数化した（**表6-1**）。さらに，過去1年間に起こった出来事の合計得点が高いほどストレス関連疾患にかかりやすいことを検証した。

（2）日常の苛立ちごと
　交通渋滞に巻き込まれたり，職場の上司に叱責されたり，満員電車に乗ったり，いらいらすることは日々生じる。このように日常の仕事や生活を送るうえで頻繁に体験する不愉快な事柄や心配事をラザルスは日常の苛立ち事（デイリーハッスル）と呼んだ。日常の苛立ち事は，気づか

表6-1　ライフイベントとストレス強度

順位	日常の出来事	強度	順位	日常の出来事	強度
1	配偶者の死	100	22	仕事の地位の変化	29
2	離婚	73	23	子女の結婚	29
3	夫婦別居	65	24	親戚関係でのトラブル	29
4	刑務所への収容	63	25	個人的な成功	28
5	近親者の死亡	63	26	妻の就職・退職	26
6	本人の大きなけがや病気	53	27	進学・卒業	26
7	結婚	50	28	生活環境の変化	25
8	失業	47	29	個人的習慣の変更	24
9	夫婦の和解	45	30	上司とのトラブル	23
10	退職・引退	45	31	労働時間や労働条件の変化	20
11	家族の健康の変化	44	32	転居	20
12	妊娠	40	33	転校	20
13	性生活の困難	39	34	レクリエーションの変化	19
14	新しい家族メンバーの加入	39	35	社会活動の変化	19
15	仕事上の変化	39	36	宗教活動の変化	18
16	家系上の変化	38	37	一万ドル以下の借金	17
17	親友の死	37	38	睡眠習慣の変化	16
18	配置転換・転勤	36	39	家族の数の変化	15
19	夫婦ゲンカの回数の変化	35	40	食習慣の変化	15
20	一万ドル以上の借金	31	41	長期休暇	13
21	借金やローンの抵当流れ	30	42	クリスマス	12

ぬうちに心身の健康状態に悪影響を与えるといわれている。

（3）慢性ストレッサー

　毎日毎日，勤務時間を超えた仕事を強いられ，その手当もつかないような職場で勤めていたり，負担の大きな仕事を続けているとか，今日明日にも解雇されるかもしれないような不安定な就労を強いられたりすると，多くの人は精神的にダメージを受ける。他にも，騒音や振動などの物理的な刺激が続く中で生活することを続けたり，職場と家庭とのバランスが取れない状況が続いたり，家族からのサポートがまったくない状態で家事をこなさないといけなかったり，そんな状態が続くと精神的な負担もまた大きくなる。このように生活の中で繰り返しじわじわと影響してくるような刺激を慢性ストレッサーと呼ぶ。慢性ストレッサーを受けることは，身体的にも精神的にも健康状態にきわめて重大な影響があることがわかっている。

（4）ストレッサーを減らすことも重要

　ストレスにやられないためには，ストレスの原因であるストレッサーを減らすことも１つの方法である。たとえば，慢性ストレッサーで見たような労働条件や周りからの支援状況は，職場や家族の心がけ次第で十分に改善できる。しかし一方で人生上の出来事については心がけだけではコントロールできないし，周りの環境についてもコントロールするにも限界がある。

　そこで，刺激を受けてからストレス反応にいく間の段階でなんとかできないだろうか。そこで次の項ではラザルスが挙げていたストレスのプロセス（過程）について見ていこう。

3. ストレスの認知的評価と対処

　環境（周りのモノ，物質，ヒト）から刺激を受けると，先ほど述べた
ホルモンのバランス不調や免疫力の低下といった生物学的な反応がすぐ
に始まるわけではない。その前に人間は，頭の中や行動で刺激を判断し
て処理しようとするのである。このように，人が周りから刺激を受けた
ときに，それが負担（ストレスフル）なものなのかを判定することをス
トレスの「認知的評価」，それに対抗し，処理することを「対処（コー
ピング）」と呼ぶ。このストレスの「認知的評価」には三段階ある[1]。

（1）ストレスの認知的評価の第一段階
　～「無関係」か，「無害-肯定的」か，「ストレスフル」かの判断
　第一段階の評価では，刺激を受けたときに，それが，自分にとって，
「無関係」か，「無害-肯定的」か，「ストレスフル」かの判断をする（**図
6-2**）。
　「無関係」は，何の意味も持たず，得るものも失うものもないような

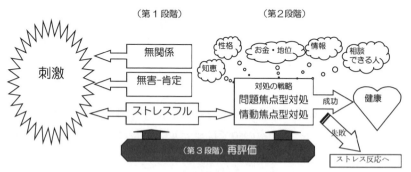

図6-2　ストレスの認知的評価３つの段階

ときの判断である。たとえば，「昨晩ある有名人が銀座の料亭で食事をした」という情報が入ってきたとする。この出来事は多くの人にとってはあまりかかわりのないことなので，普通「無関係」と評価するだろう。

「無害-肯定的」は，良好な状態の維持や増進に結びつくような場合の評価を指す。たとえば，あなた自身が勉強の甲斐があって資格試験に合格した出来事があったとする。この出来事は多くの人にとっては良好な出来事である。さらには，喜びや愛や幸福といった肯定的な感情を伴う。こうした出来事に対しては，「無害-肯定的」という評価を行う。

最後の「ストレスフル」は自分の価値や目標，信念が脅かされた，危うい，と判断したときに行う評価である。ここにはさらに，「害-損失」「脅威」「挑戦」の3種の評価が加わる。受験に不合格だったという例を考えてみよう。「害-損失」は，「毎日毎日頑張って自分に厳しく淡々と勉強をしていたにもかかわらず，何があってか不合格の通知が来た」というように，自分の価値や目標，信念が脅かされてしまったときに行われる評価である。「脅威」は，不合格の結果，1年後の受験に向けて，再び受験勉強生活を送らなければならないと感じるような，今後起こりうることの評価といえる。「挑戦」は字のごとく，不合格になってしまったが，これはより上を目指すための新たなチャンスになるかもしれないと前向きに受け止めるような，自分の利益や成長の可能性があるといった評価である。

（2）ストレスの認知的評価の第2段階
〜その状況に対していつ・どこで・何をすれば良いかを決める
①上手く乗り越えるために必要なモノ・ヒト（＝対処資源）を活用する

第1段階でストレスフルと評価されたときに，その状況を処理したり

切り抜けたりするために，何をすべきかを検討する段階が，第2段階の評価である。ここでは，過去の経験や周りにある資源，その人の性格などに基づいて，いつ，どこで何をどのようにすると最善な結果が得られるのかを色々考えて方針を立てる。たとえば，資格試験で不合格であったとき，先々の受験勉強生活の苦難を考えると，この出来事を「脅威」と評価した。その評価を踏まえ，どのような苦難な生活が起こるのか，どのようなことをすれば苦難を最小限で済ませるのか，という情報を，専門学校の先生に聞いたり，インターネットなどで情報を集めたり，友人に相談したりすることで，心構えをすることができよう。あるいは，不平不満があったら仲の良い友達にこぼしたり，さびしくなった時には家族やペットに慰めてもらったり，そういったことも行っていくであろう。このように，その出来事について検討を行い，対処の準備・実施を行うのが第2段階である。

②上手く乗り越えるための戦略（コーピング・ストラテジー）を練る

　この第2段階の対処は，様々なモノや情報などを駆使し，「戦略」を立てて進めていく。こうした戦略はラザルスによれば大きく二つに分かれる。

　一つは問題焦点型コーピングで，これは，問題解決に向けて情報を収集する，計画を立てる，行動する，といったように，ストレスフルな状況とその原因そのものを解決し除去しようとする具体的な努力のことである。資格試験が不合格で一年後の試験の受験を決めた時，情報を集めたり，経験のある人に相談したりして受験勉強生活に備える，といった行動にあたる。

　もう一つは，情動焦点型コーピングと呼ばれるものである。これは，気晴らしをしたり，先のことをあまり考えないようにしたりすることなど，ストレッサーによって生じた不快な感情を上手く取り払ったりコン

トロールしたりすることを指す。資格試験が不合格のとき，不満や愚痴を仲の良い友達にこぼしたり，家族やペットに慰めてもらったり，といった行動が情動焦点型コーピングである。一見するとあまりよろしくない戦略のようにも見えるが，ストレスを抱えたときに感情を抑えきれなくなってしまうことはしばしばで，感情をコントロールするうえでも必要な対処といえる。あるいは，これを我慢して感情を押し殺し過ぎてしまうのも問題で，こうしたときに，話を聞いて感情を抑えてくれる家族や友人などが周囲にいることが大事なのである。

（3）ストレスの認知的評価の第3段階
〜振り返りと意味づけ

　第1段階，第2段階と進んだ後，ストレスフルな経験に対して上手く処理しえるような戦略をとったのか，本当に脅威と評価して良かったのか，振り返りを行う。ここで振り返って評価をし直した結果，実はストレスフルでなかった，というように評価するかもしれないし，上手く対処する方略を選べて，乗り越えたと評価するかもしれない。あるいは，最初に下した評価よりも実はもっとストレスフルな刺激であって，上手く乗り切れなかった，と評価するかもしれない。上手く乗り切れなかった，と評価したときには，ストレス反応の方に進み，身体的な影響を受けることになる。第3段階では，こうした再度行われる振り返りや見直しの評価が行われるのである。

　そして，最も重要なことは，第1段階，第2段階を経て現在に至るまでの流れを振り返ることによって，その「意味づけ」が行われることである。たとえば，第1段階で下した評価は間違っていなかった，ということを振り返ることができれば，それは自分の自信につながっていくかもしれない。あるいは，第二段階でストレスを対処していくにあたっ

て，必要であった対処資源について，改めてその大事さに気づき，今後の対処にも生かしていくことができるようになるかもしれない。

つまり，この最後の第3段階は，こうした様々な気づきを通じて，自分のストレス対処を推し進めていく力を身につけていく段階ということもできる。

4. ストレスに強くなるには

（1）ストレス対処を押し進めていく力とは

ストレスの認知的評価と対処をスムーズに進めて，起こった刺激がストレスでない，あるいは，刺激を上手くやり過ごすことができれば良いのであるが，どうしたら上手くできるようになるのだろうか。

たとえば単位認定試験を落としてしまった，という出来事を考えてみよう。そのとき，「単位を落としてしまった」という出来事そのものをストレスフルであるとは感じず，「たいしたことないことだ」と評価したり，現実を受け入れ，「次に自分はどうすれば良いのか」と考え勉強に取り組んだり，効果的に「対処」を進めていく人がいる。健康社会学者のアーロン・アントノフスキー（Aaron Antonovsky 1923-1994）は，こうした「対処」には，その人の感覚や信念，わかりやすくいうと，その人が持っているストレス対処を首尾よく押し進める「力」が大きく関与しているのではないかと提案した[3]。

ストレスの認知的評価の第三段階で見たように，「対処」の流れを振り返ることで，この力が身につけられていく可能性があると述べた。つまり，ストレスを乗り越えていくためには，上手くいくという自信，が必要であり，また，自分の力だけでなく，周りのモノやヒトによって助けられながら乗り越えていくことが求められた。では，このストレス対

処を押し進めていく「力」の実体は何なのだろうか。そして，具体的に
どうすれば私たちはこの力を身につけていくことができるのだろうか。

　こうした力の代表として，自己効力感，ローカスオブコントロール
(locus of control：統制の座)，首尾一貫感覚 (sense of coherence) が
挙げられている。自己効力感とは，ある行動がどのような結果を生み出
すのかという結果予期という感覚と，ある結果を生み出すために必要な
行動をどの程度上手く行うことが出来るのかという効力予期という感覚
から成り立っている。一言でいえば「自信」の感覚ともいえる。過去に
成功した体験や言葉で「こうすると上手くいく」というように上手く行
動ができる説明を受けたということによって自己効力感は高まる。ま
た，自分の経験でなく，他人が上手く行動できている様子を学習するこ
とで高まるともいわれている。自己効力感はある行動を上手く遂行する
ことができる自信を指すが，一つの行動ではなく，行動全般，つまり人
生を生きることに関して考え方を広げることもできる。こうした自己効
力感のことを一般性自己効力感という。一般性自己効力感が高い人は，
ストレスフルになりにくく，たとえストレスフルでも上手く対処するこ
とができる[4]。

　ローカスオブコントロールは，自分の行動をコントロールする元にな
るものが，能力や努力など個人の内部にある場合に内的統制，運・課題
の困難さ・強力な他者の行為など外部にあるものを外的統制と呼んで，
その人の統制がどこにあるのかを信念あるいは性格という形で扱ったロ
ーカスオブコントロールが内的統制にある人ほど，上手くストレスに対
処できるとされている[5]。

　上記の二つは，自分の中に備わる力を指しており，その力をもってし
て，ストレスを乗り越えていく。しかし，先ほど述べたように，ストレ
スを乗り越えるには自分の力だけではなく，周りにあるモノやヒトが不

可欠であり，自分の力だけではなく，こうした周りにあるモノやヒトも乗り越える力の源であるとみなし，それに上手く頼り，上手く使いこなしてストレスを乗り越えることができる総合的な力が首尾一貫感覚である。

　首尾一貫感覚とは，簡潔に定義を解釈すると，生きている世界が首尾一貫している，筋道が通っている，わけがわかる，腑に落ちるという感覚であり，3つの下位感覚より成り立つとされている。第一に，自分が置かれている，あるいは置かれるだろう状況がある程度予測でき，または理解できる感覚，第二に，周囲の様々な対処資源を自由に上手く使いこなせる感覚，第三に，日々の営みにやりがいや生きる意味を見い出せる感覚である。この「首尾一貫」感覚は，自分の内面の感覚だけでなく，周りの環境（ヒトやモノなど）を含む空間的にも，未来や過去を含んだ時間的にも，一貫性を持って見ることができる感覚という意味である。この感覚が高いことによって，ストレスに成功裡に対処できることがわかっている[3]。

（2）ストレス対処を経験すると成長する

　1990年代の半ば以降，ストレス関連成長（stress related growth），外傷後成長（posttraumatic growth），逆境後成長（growth following adversity）といったキーワードの研究が盛んになった。読んで字のごとく，大きなストレスになる出来事（トラウマティックなイベントともいう）に遭遇した後，人は色々な面で「成長（growth)」するというものである。「成長」という言葉には，出来事に出会う前の，元通りの状態を通り越してさらに高みに上がる，という意味が込められている。具体的には，家族関係や友人関係など他の人との関係性が強まったり，自分自身が精神的に強くなると感じたり，次に何か衝撃的な出来事に遭遇したと

きに上手く乗り越えていく技術・スキルを手に入れたと感じたり，といった面が強化するといわれている[6]。

　衝撃的な出来事に出会うと，どのようにして成長するのだろうか（**図6-3**）。まず，その人が持っている世の中に対する見方や考え方の枠組み（schema）が一度破壊される。つまり，「どうしてこんなことが起こったのだろうか」，「なぜこのようなことが私に降りかかってくるのだろうか」，「これまでの自分の考え方の枠組みではその出来事を到底理解できない」など，ある種の混乱が生じる。しかしそれが出発点となって，その出来事に対する新しい考え方の枠組みを探し始めることになる。そして徐々に徐々に新しい理解の枠組みを築き，自分自身についての認識，世界観，将来展望などが再建される。最後には人生における目標や優先順位が再点検されて再設定される。そして以前の自分の生き方よりも，より超越した生き方に再構築されることになる。

　ストレス関連成長を促す3つの要素がある[6]。1つ目はその人の持っている性別や性格といった特性である。男性よりも女性の方がストレス関連成長は大きいといわれている[7]。2つ目は，衝撃的な出来事に対するポジティブな再意味づけができるような対処の戦略を持っているかどうかである。3つ目は出来事自体の特徴である。つまり，その出来事がどの程度衝撃的でコントロール不能なものであったか，ということである。心理学者のテデスキー（Richard G. Tedeschi）らは，その出来事が痛ましく，解決困難であるほど成長が生じるともいっている[8]。

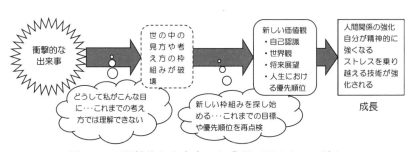

図6-3　衝撃的な出来事から成長に至るまでの流れ

（3）ストレス対処を押し進める力はどのように身につけるのか
～良質な人生経験の重要性

　ストレスに強くなるためにはストレスを経験する必要があること，そしてそのストレスが，痛ましくて解決困難であるほど良い，ということをこれまで述べてきた。では，普通に生活をしているだけではストレスに強くなることは出来ないものであろうか。

　アントノフスキーは，「良質な人生経験」の重要性を説いている。ストレス対処を押し進める力である首尾一貫感覚を育むものとして３種の「人生経験」が挙げられている。つまり，「一貫性の経験」，「過少負荷-過大負荷のバランスの経験」，「結果形成への参加の経験」の３種である。

　「一貫性の経験」とは，「ルールや規律が明確で，さらに，そのルールについての責任の所在も明確で，ルールの他，全体的な価値観もまた明確であること」に基づいた経験であるとされている[9]。たとえば，職場でミスをしたときには始末書を書くというルールが決められていて，自分がミスをしたときには始末書を書いたにもかかわらず，上司から贔屓されている同僚は始末書を書かずに済んだ，といったような不条理な経験は一貫性の低い経験であり，こうした経験が重なるとその人の首尾一貫感覚は下がる。

　「過小負荷-過大負荷のバランス」とは「周りからの要求がその人が持っている能力や手段を越えていて，実行できないこと」と，「その人が持っている能力や手段を十分に使う必要もないくらい弱い要求」の間のバランスの取れた経験であるとされている[9]。過重労働で，家に帰る時間もなく，仕事ばかりで自分の時間がまったくとれないような状況が過大負荷，まったく仕事がなくてなにもせずにいる状況が過少負荷である。それが良くない経験なのであって，様々な人の手を借りつつも上手

くこなせる程度の負荷のもとでの対処経験が大事であるとしている。

　「結果形成への参加の経験」とは，「自分たちの前に設定された課題を快く受け入れ，自分たちでその課題を行うことに責任を持って，何をするのかしないのかを決定する」経験であると定義されている[9]。

　こうした経験は，日常ありふれている経験のようにも見える。つまり，私たちだれもが日常経験するものの中に，ストレスに強くなる力を育む要素が多く含まれているのである。

5.　おわりに

　ストレス関連成長を生じるきっかけとなる「ストレスフルな出来事」は，身体的にも精神的にもとても負担が大きな出来事である分，自分自身で認識しやすい出来事なのかもしれない。しかし私たちが普段生活している中で遭遇する出来事は，あえて自分の意識を向けないと認識できないような些細な出来事の連続のようにも思われる。つまり，こうした出来事の中で自分の頭の中を一度リセットして「良質な人生経験」を見出す作業を行うと，それがその人の強さを育むことにつながるのである。

　このことは，ストレスがまったくないことが良いということをいっているわけではない。過度なストレッサーは心身の健康において良くないことは明らかである。しかし，ストレッサーがまったくない生活は，何も経験を得ることができず成長の機会がないとも考えることができる。したがって，日々，適度なストレッサーのもとで，出会うストレッサーとうまく付き合っていく，ということがストレスに強くなるうえで重要なのである。

　私たちは常日頃からストレスの中で生活をしており，ストレスがない

生活は考えにくく，もしそうした生活があるとするならば，それは逆に私たちの成長を奪う良くない経験となる。逆に，ストレス自体は心の健康にとって大きな負荷となる反面，うまく付き合うことによって心理的な成長をもたらす良いものとなりうるものである。

学習の課題

1．一般に言われている「ストレス」は細かく見るとどのようなものから成り立っているといえるのだろうか。
2．ストレスの認知的評価の第1段階について簡単に説明してみよう。
3．首尾一貫感覚とはどのような感覚なのだろうか。
4．ストレスに強くなるためにはどのようなことが大事なのだろうか。

引用文献

1) リチャード・S.ラザルス，スーザン　フォルクマン『ストレスの心理学，―認知的評価と対処の研究』実務教育出版，東京，1991.
2) シェルドン　コーエン，リン・アンダーウッド　ゴードン，ロナルド・C.ケスラー『ストレス測定法―心身の健康と心理社会的ストレス』川島書店，東京，1999.
3) アーロン・アントノフスキー『健康の謎を解く―ストレス対処と健康保持のメカニズム』有信堂高文社，東京，2001.
4) アルバート・バンデューラ『激動社会の中の自己効力』金子書房，1997.
5) 鎌原雅彦，樋口一辰，清水直治「Locus of Control 尺度の作成と，信頼性，妥当性の検討」『教育心理学研究』30：302-307，1982.
6) Shaefer, J., & Moos, R.: Life crises and personal growth. In Carpente, B. (ed.),

Personal coping : Theory, research, and application, Praeger Publications, Westport, 1992, 149-170.

7) Tedeschi, R.G., & Calhoun, L.G.: The post-traumatic growth inventory : Measuring the positive legacy of trauma. *Journal of Traumatic Stress.* 9 : 455-471, 1996.

8) Tedeschi, R.G., & Calhoun, L.G.: *Trauma and transformation : Growing in the aftermath suffering*, Sage Publications, Thausand Orks, 1995.

9) 山崎喜比古，戸ヶ里泰典，坂野純子編『ストレス対処力 SOC』有信堂高文社，東京，2019.

参考文献

山崎喜比古，戸ヶ里泰典，坂野純子編『ストレス対処力 SOC』有信堂高文社，東京，2019.

アーロン・アントノフスキー著，山崎喜比古，吉井清子監訳『健康の謎を解く　ストレス対処と健康保持のメカニズム』有信堂高文社，東京，2001.

リチャード・ラザルス，スーザン・フォルクマン著，本明寛，春木豊，織田正美監訳『ストレスの心理学　認知的評価と対処の研究』実務教育出版，東京，1991.

日本健康教育学会編『健康行動理論による研究と実践』医学書院，東京，2019.

7 │ 差別・偏見と健康

│ 戸ヶ里泰典

《**学習のポイント**》 疾患や障害には感染症や精神科疾患など偏見や差別が伴うものが多くある。差別や偏見があることで，患者の健康的な生活は著しく阻害されることになる。疾患や障害にはどのように差別・偏見が生じるのか，そして差別や偏見が当事者のどのような生活に影響をしていくのかについてわかりやすく解説する。

《**キーワード**》 差別，偏見，スティグマ，メンタルヘルス，HIV

1. 偏見，差別，そしてスティグマ

（1） ステレオタイプと偏見，差別

　私たちは知らず知らずのうちに個人ではなく個人間で共通する特徴に基づいて，情報を整理している。たとえば，背が高い人は大人，背が低い人を子どもと認識したり，声が低い人が男性，声が高い人を女性と認識したり，日本語を話している人を日本人，中国語を話している人を中国人と認識したりする。様々な認識の枠組みの整理が頭の中で進むことで，その人の中で男性像や女性像，大人像や子ども像，日本人像や中国人像ができ上がる。できるだけ簡潔に単純なイメージを作り上げることで，容易に素早く認識した物事を判断し行動に結びつけることができる。こうした情報処理を頭の中で繰り返していくことを通じて集団に対するイメージが出来上がる。こうしたイメージのことをステレオタイプと呼ぶ。

　ステレオタイプは肯定的であったり否定的であったり，どちらでもなかったり，様々なあり方が含まれるが，否定的で侮蔑的なニュアンスが入るものを偏見という。偏見の英語は"prejudice"でラテン語の"judicium"（判断する）に接頭辞"pre-"（前に）がついたもので，原義としては早まって判断する，という意味になる。たとえば「男性」というグループについて，証拠をあまり持ち出さずに「乱暴」とか「怖い」という特徴で決めつけてしまうことは偏見である。

　差別とは，その人が特定の集団の一員であるため，その人に不当な扱いや有害な行為を与えることを意味する[1]。ステレオタイプ，偏見，差別の関係については様々な考え方がいわれており例外もありうるが，**図7-1**に示すように連関構造があるものとすれば理解しやすいだろう。ステレオタイプは集団の弁別のための特徴の認知であり，これが負の感情と結びつくことで偏見のある態度を生み，それが差別という行動を生み出す，という流れである。例外としては，たとえば無意識の内に偏見を抱いていてそれが差別的行動につながっていたケースもあるかもしれないし，ある集団には偏見を抱きつつもそれは表に出さずにその集団の

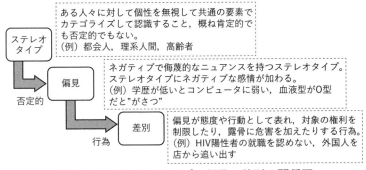

図7-1　ステレオタイプ・偏見・差別の関係図

人と親しくしているケースもあるかもしれない。

（2）スティグマとは

スティグマ（stigma）は元はギリシャ語で烙印[a]という意味で，時代が下るにつれてネガティブな意味がつき，汚名とか不名誉の印という意味で英語圏では一般に使われるようになった語である[b]。学問的な用語としてのスティグマを最初に取り上げたのは社会学者のアービング・ゴッフマン（Erving Goffman）である。

学術用語としてのスティグマについて理解するために，あなたが初めて会った人との関係を考えてみよう。その人が自分と同じ国籍，性別，世代で同じ職業，家族構成であったと知ったとき（こうした属性はバーチャルな社会的アイデンティティと呼ばれる），あなたはたいてい好ましい気持ちでその人を受け入れることができる。しかしたとえばその人が，実は HIV 陽性者であったことがわかった場合はどうなるだろうか。HIV の感染力は極めて弱いことが立証され，治療法が確立した現代であればさして問題に感じない人が多いかもしれないが，1980年代のエイズパニック[c]が生じていたころであったら，多くの人が心の中で，避けるべき人と考えたかもしれない。この場合，その人の HIV 陽性者という属性（現実の社会的アイデンティティ）がスティグマということになる。

---

a）金属製の印を焼いて皮膚やモノに押し当ててつける印。刑罰として罪人の額に押されることもあった。

b）複数形になると "stigmata" となり，日本語では聖痕という意味になる。これはキリストが磔刑の際に受けた傷が信心によって自然と表れた現象で，カトリックにおいてこうした現象が生じた信者は死後に福者や聖人に列せられた。

c）1985年に日本で HIV に初めて感染した人がいることが発表されて以降1990年代にかけ，メディアの過剰な報道もあいまって，人々の間に HIV／エイズに対する過大な不安・恐怖と感染者に対する苛烈な偏見・差別が進んだ。たとえば長野県松本市在住のフィリピン人女性が HIV 陽性と判明した際には，松本市内では外国人に対する差別が激化しただけでなく，他県で松本ナンバーをつけた車が避けられたり，長野県民が他県のホテルで宿泊を断られたりするような問題が生じた。

　ゴッフマンはこの例のように，私たちが周囲の人に対して抱いている
ステレオタイプに対して不調和な属性がスティグマになる，としてい
る。つまり，健全でなく「汚れた卑小な人」とみなされる属性がスティ
グマであるため，単なる属性というよりも，人と人との関係性を表現す
る言葉であるとされる[2]。つまり，スティグマという用語の中には，先
に説明したステレオタイプや偏見，差別の要素が含まれているが，これ
らの集合体というよりも，きわめて不名誉で侮蔑的な烙印としての意味
が込められている（**表7-1**）。

表7-1　スティグマの特徴を整理する6つの次元

次元	内容	例（精神疾患患者）
秘匿可能性	貶（おとし）められた状態がどれだけ目立つか，隠せるか	自分の精神疾患の病歴を人に打ち明けるべきかどうか
経過	その状態や特質が時間とともにどのように変化するか	精神疾患は慢性化の経過をたどるため，多くの人から軽快することはないと思われている
破壊力	対人的な相互作用をどれだけ損なうか	「精神疾患」と一括りにされて，「何をするかわからない人」という連想によって社会的接触が破壊される
美醜	体または顔が標準からどれだけ逸脱しているか	精神疾患の場合は身だしなみがだらしない人，副作用で顔つきが変わる人などがいる場合もある
原因	貶められている状態がどのように発生したか，それはコントロール可能としてみなせるかどうか	本人のコントロール不能な状態が異常行動の原因と考えられた場合は，同情と思いやりが生まれる。本人の意思の弱さなど，コントロール可能な原因から生じた場合に拒絶や敵意が生まれる
危険性	その状態が与える危険や脅威	（メディアが予測不能性と攻撃性を強調して描いてきた）他者に危害を加えるという危険性など

（スティーブン・P・ヒンショー，石垣琢麿（監訳）『恥の烙印　精神的疾病への
スティグマと変化の道標』金剛出版，東京，2017．より著者作成）

　ゴッフマンによりスティグマという学術用語が提案されて以降，社会学にとどまらず，社会心理学や社会福祉学，精神保健学や公衆衛生学など様々な領域にインパクトをもたらし，スティグマに関する研究が発展することになった。それにつれてスティグマという用語の意味やその定義も少しずつ進化してきた。

（3）修正ラベリング理論とスティグマ

　社会からの逸脱者がどのように生み出されるのか，という議論は古くから社会学の領域でなされてきた。1960年代になって社会学者のハワード・ベッカー（Howard S. Becker）は，「社会（集団）がこれを犯せば逸脱となるような規則を設け，それを特定の人々に適用し，彼らにアウトサイダーのレッテルを貼ることによって，逸脱を生み出す」とした。たとえば医療者が，自傷行為を繰り返す人に精神科患者というレッテルを貼ると，貼られた人はそれに一致するような患者として医療のシステムに組み込まれ，治療に専念しなくてはならない存在と自他ともに認めることを通じ，精神科患者としてのアイデンティティを持ち，精神科患者という役割の人生が待つという考え方である。

　この論は極論すれば，レッテルを貼らなければ精神科患者は存在しえない，という考え方になる。その意味ではラベリング理論は急進的な発想であり，多くのインパクトをもたらしたが，様々な反論を生むことになった。たとえば疾患は病態生理学的なプロセスで生み出されるものであり，ラベルとはかかわりなく発生するものだ，という科学的な理解が進んだ。また様々な治療法が編み出されている中，疾患名によるラベリング自体が逸脱の分類ではなく，積極意義のあることと理解されるようになった。

　そのような中で1980年代にスティグマ論との融合を図ったのが社会疫

学者のブルース・リンク（Bruce G. Link）である。リンクは精神疾患患者を例にラベリング理論の修正を行った。つまり，ラベリングにより貼られたスティグマが精神疾患患者の雇用機会，社会的ネットワーク，自尊心を害する過程になる。さらに，精神疾患患者というラベリングを経験した人々は，疾患の経過に悪影響を与えたり，再発のリスクを高めたりする，という仮説を立て，その後の多くの実証研究により検証された[3]。

　リンクらはさらにスティグマに関する様々な定義について再検討し，歴史的な事実を踏まえて権力や影響力・圧力とスティグマとの関連性について述べ，権力はスティグマにとって必要不可欠な要素である，とした。例えば，一介の市民が，一国の首相に向かって悪口を言ったりけなしたりしても大して大きな影響は生じない。しかし首相が誰かを貶（おとし）めたり悪口を言うことでスティグマが生じる可能性が高い。かつてのナチスドイツにおけるユダヤ人に対するスティグマはナチスという権力によって付与されたものであった。エイズパニックの例もメディアの力があったからこそ多くの人の不安と恐怖が駆り立てられたといえるだろう。

　スティグマとは人を貶めるレッテルのことであることは間違いないが，リンクらはもう少し踏み込んだ形でスティグマを次のように定義し直した。つまり，「権力や圧力の下で，ラベリング，ステレオタイプ，分離，社会的地位の喪失，差別，これらが同時に起きている状態」[4]である，といえるだろう。そこで，次節では，スティグマとその対策について見ていくことにしよう。

2.　スティグマのメカニズム

　スティグマには様々な種類があることがわかっている。様々なスティ

グマを克服していくためにはスティグマの定義だけでなく，スティグマにはどのようなものがあり，どのようなメカニズムでどんな問題を引き起こしているのか，という実態をおさえていくことが重要になる。そこで，まずはスティグマについてわかっていることを整理したうえでその対策を考えていこう。

（1）スティグマを付与する人と付与される人

修正ラベリング理論で見てきたように，スティグマは人に付与する・貼り付けるものである。したがって，スティグマを付与する人がいれば，付与される人がいるということを改めて見直してみよう。

スティグマが進行していく過程を**表7-2**に整理した。精神疾患患者を例にして説明をしていこう。はじめはスティグマを付与する側から始まり，精神疾患がある人に対して，専門家がラベリング，つまり精神疾患患者であると診断をする（第1段階）。精神疾患患者というレッテルに関連して，そのステレオタイプがつくられる。たとえば，何をするかわからない人，突然大きな声を出したり攻撃的になったりする人，などである（第2段階）。こうしたステレオタイプに関連して精神疾患患者ではない「私」と，患者である「彼ら」，の区別がなされる（第3段階）。

その後，患者でない人は精神疾患患者に対して，嫌悪感や恐怖感，怒り，哀れみ，不安，といった感情的な反応を起こす。精神疾患患者自身もそれに対するような，当惑，恥，恐れ，疎外感を感じることになる（第4段階）。患者でない人は生じた感情に対応するかたちで，精神疾患患者を回避したり追放したり処罰したりすることに賛同し，そうした施策を推し進める。たとえば近所に住むことや同じ職場で働くこと，結婚したり親戚となることを避ける。その結果，精神疾患患者は差別を受け

表7-2　スティグマの進行段階

段階	付与する側	付与される側
1	問題がある人をラベリング（レッテル貼り）する	
2	レッテルに関連するステレオタイプがつくられる	
3	ステレオタイプに関連して（付与する側の）私と，（付与される側の）彼ら，の区別がなされる	
4	感情的な反応を起こす（嫌悪感，恐怖感，怒り・哀れみ・不安など）	付与する側の感情に対して補うような感情的反応を起こす（当惑，恥，恐れ，疎外感）
5	感情に即して，回避，追放，処罰といったことを生じさせる	付与される側の社会的地位の喪失と差別が生じる（権利が失われる）
6	回避・追放・処罰のシステムを正当化する（地位が低いことは本人の責任とし，社会の公平さを信じ続け，そのシステムの維持に努力する）	さらなる侮辱や地位の低下が起こる

（スティーブン・P・ヒンショー，石垣琢磨（監訳）『恥の烙印　精神的疾病へのスティグマと変化の道標』金剛出版，東京，2017. /Link BG, Phelan JC.: Labeling and Stigma. In Aneshensel CS, Bierman CP, eds. *Handbook of the Sociology of Mental Health*, Springer, Dordrecht, 2013, p.525-541. より著者作成）

権利が侵害され，社会的な地位が失われる（第5段階）。さらに，患者でない人はこうした精神疾患患者を回避したり追放したり処罰することは正当なことであると信じて，それを強化するようなシステムの維持に賛成する。それにより，より精神疾患患者は侮辱を受け社会的地位が低下する（第6段階）。
　精神疾患患者を例にしたが，その他にも様々な感染症や障害，人種差

別や少数民族に対する差別や第3章で紹介した公害も同様の流れになっていたと思われる。ただし，こうしたプロセスは，社会文化的な背景により影響を受けることもいわれている。たとえば中国では精神疾患患者は道徳に反したことに対する罪とみなされることが多いため，西欧諸国よりもスティグマを付与しやすい文化であることも指摘されている[5]。

（2）公衆スティグマ vs 自己スティグマ

こうした付与する／付与される，という関係を踏まえて心理学者のパトリック・コリガン（Patrick Corrigan）は，公衆（public）スティグマと自己（self）スティグマの両者に分類した[6]。公衆スティグマは，スティグマを付与する過程に目を向けたもので，一般の人が支持するスティグマの認識を意味する。こうした認識がステレオタイプ，偏見，差別につながる。自己スティグマは社会的に受け入れられないという認識による自身の自尊心や価値感覚の低下を意味する[d]。精神疾患の例を**表7-3**に示した[e]。

自己スティグマはストレスとなり，自尊心の低下だけでなく，抑うつ傾向などの精神的不調をきたす他，健康関連 QOL（quality of life)[f] の状態に影響することが多くの研究から明らかになっている。

---

d）この公衆スティグマが自己スティグマにつながるという関係性は，修正ラベリング理論に基づいている。

e）公衆スティグマと自己スティグマは相互に関連し合うことがわかってきている。公衆スティグマが強い人は自己スティグマも強くなる傾向にあるとする研究結果も出ている。

f）健康関連 QOL（quality of life：生命・生活・人生の質）とは，患者評価に用いられる相互的な主観的（自己申告式）の指標である。かつて手術などの治療は生命予後（○年生存率など）で評価されることが多く，生存の質までは評価できなかった。そこで1990年代ごろから自己申告式の健康関連 QOL という指標で包括的に評価する試みが続けられてきている。

表7-3　公衆スティグマと自己スティグマの比較

	公衆スティグマ	自己スティグマ
ステレオ タイプ	ある集団に対する否定的な考え方 （例：危険だ，無能だ，性格が良 くない）	自己に対する否定的な考え方 （例：性格が良くない，無能だ）
偏見	考え方と否定的な感情が一致する （例：怒り，恐怖）	考え方と否定的な感情が一致する （例：低い自尊感情，低い自己効 力感）
差別	偏見に対する行動的反応 （例：避ける，雇用や居住を控え る，助けを控える）	偏見に対する行動的反応 （例：仕事に就く機会や居住する 機会を求めない）

（Corrigan PW, Watson AC：Understanding the impact of stigma on people with mental health. *World Psychiatry.* 1(1)：16-20, 2002. より著者翻訳作成）

（3）自己スティグマの諸相

　自己スティグマは様々な研究でいくつかに分類できるといわれている。精神疾患患者を対象とした研究では，①知覚されたスティグマ，②経験したスティグマ，③内的スティグマの3つに分けられるとする論がある[7]。知覚されたスティグマとは市民や社会からの偏見や差別に対する恐れ，経験したスティグマとは当事者が実際に受けた差別体験や活動の制限などの経験，内的スティグマは，スティグマが自己に内在化した状態で，当事者自身がステレオタイプや誤った情報を鵜呑みにして自分に当てはめて自分自身をスティグマの対象と自認することとされる。

　HIV陽性者を対象とした研究では，①実施された（enacted）スティグマ，②予測的スティグマ，③内的スティグマの3つが提案されている。実施されたスティグマは，経験されたスティグマと同じで，実際に他者から受けた差別の経験を指す。予測的スティグマは，今後も他者から差別を受けるだろう，という予測を指す。内的スティグマは同じで，

自分自身を自分自身で貶める考えのことである。

　日本国内の HIV 陽性者を対象とした第 3 回 HIV Futures Japan 全国オンライン調査（2019〜2020年に実施）では[g]，全国で908名の HIV 陽性者が参加し，HIV 陽性者の 3 種のスティグマについて聞いた。**表7-4**，**表7-5**，**表7-6**にその結果を示した。たとえば予測的スティグマの内，「HIV 陽性であることをだれか他の人に話すときはとても用心する」に対して，「とてもあてはまる・ややあてはまる」に回答した人は93％に上った。また，「HIV 陽性だとだれかに打ち明けると，さらに別の人に伝わるのではと心配になる」は87.3％に上った。

表7-4　「スティグマ経験の予測」に関する項目と回答者割合（N＝908)

	％＊
・私が HIV 陽性であることを知っている人が周囲にだれ一人いない状況が日常生活では多い	74.9
・HIV 陽性であることをだれかに打ち明けることは危険なことである	85.5
・HIV 陽性であることを雇い主や上司に知られると職を失うと思う	59.4
・HIV 陽性であることを隠し続けるのに苦労している	47.8
・一般に人々は，HIV 陽性者であることを知ると拒絶するものである	85.7
・HIV 陽性であることをだれか他の人に話すときはとても用心する	93.0
・HIV 陽性とわかって以降，周囲の人々に差別されるのではないかと心配している	76.7
・HIV 陽性だとだれかに打ち明けると，さらに別の人に伝わるのではと心配になる	87.3

＊いずれも「ややそうである」「そうである」と回答した人の割合
（HIV Futures Japan プロジェクト．第 3 回全国調査．https://survey.futures-japan.jp/result/3rd/より）

g）調査結果等については HIV Futures Japan ウェブページ（https://survey.futures-japan.jp/result/3rd/）を参照のこと。

表7-5　「スティグマの経験」に関する項目と回答者割合（N＝908）

	%*
・HIV 陽性と他の人に打ち明けたものの，言わなければよかったと思うことばかりだった	50.8
・私が HIV 陽性であることを知った途端に，物理的に距離を置かれたことがあった	44.6
・HIV 陽性になったのは自分自身がいけないからだと，周囲の人に言われたことがあった	41.0
・親しい人に「私が HIV 陽性であることは他の人には決して言わないでくれ」と伝えたことがあった	50.8

＊いずれも「ややそうである」「そうである」と回答した人の割合
（HIV Futures Japan プロジェクト．第3回全国調査．https://survey.futures-japan.jp/result/3rd/ より）

表7-6　「スティグマの内面化」に関する項目と回答者割合（N＝908）

	%*
・HIV に感染していることは恥ずかしいことである	49.8
・他に人々と交流したいが，HIV 陽性であるので，交流しないでいる	30.8
・HIV 陽性であることを周囲に知られないように頑張っている	65.6
・HIV 陽性であるため新しい友人をつくることを控えている	27.8
・他の人と HIV を話題にするときにウソをついている	66.7
・HIV 陽性であることで他の人とセックスしたり恋愛関係になったりすることを避けている	40.0

*いずれも「ややそうである」「そうである」と回答した人の割合
（HIV Futures Japan プロジェクト．第3回全国調査．https : //survey.futures-japan.jp/result/3rd/ より）

3. スティグマ克服に向けて

　精神科疾患のスティグマを克服するためのプログラムは様々行われてきた。典型的なものは一般住民向けに精神疾患の知識をつけるという取

り組みである。しかしこの取り組みは十分には成果が得られてこなかった[7]。偏見と誤解は異なり、誤解は間違った知識に基づくものであり、知識により修正が可能である。知識教育の場合は誤解を解く目的で実施することは可能であるが、偏見を変化させる目的で実施することは難しいとされる。社会心理学的な事実として、人は偏見を後押しする情報には目を向け、それに反する情報からは無視したり直視しない傾向があるとされる[8]。

　また、知識（knowledge）、態度（attitude）、行動（practice）の流れで行動が規定され、知識をつけることが態度を介して行動につながるという行動科学モデルは KAP モデルと呼ばれて古くから知られている。実際に健康教育においてもこのモデルをもとに実施されているものもある。しかし、精神疾患に関するスティグマ解消に向けて KAP モデルが十分に成り立たないケースも見られている。メンタルヘルスに関するリテラシー（精神疾患に関する予防や認識、管理をしていくための知識や、それに基づく考え方）を市民に教育したところ、態度が向上したことは評価されたが、行動に対しては逆効果で当事者との距離が離れてしまったという報告もある[8]。

　こうした精神疾患スティグマの低減に向けた様々な取り組みの成果を踏まえて、社会疫学者のヒーザー・スチュアート（Heather Stuart）らは、厳格でトップダウン的な方法で実施されるプログラムは、地域の実情や現実に合わないことが多く、当事者にも異質と見られて効果が上がりにくいと指摘した。むしろ草の根的に実情に合ったかたちで、当事者や地域のメンバーが主体となって、その地域で人望のある人が計画に加わることで初めて人々の行動が変わり、かつそれが持続可能なものとなるとした。こうした草の根グループ活動を行う人たちは絶好の機会を見逃さずに活動を展開することを心がけるため、スチュアートは「賢明な

機会主義（enlightened opportunism）」と名づけて，スティグマ低減プログラムにおけるその必要性を説いた[8]。

　また，スチュアートはスティグマ低減活動において重要な6つの原則を示している。①当事者ファーストであること，②持続可能なプランであること，③知識や態度よりも行動の変化に焦点を当てること，④特定のグループにターゲットを絞ること，⑤大きな望み，小さな一歩（Think big, but start small），⑥ベストプラクティス（よりよい実践）を作り出す，である。こうした原則をもとに少しずつ新たなスティグマ低減に向けた取り組みが進み始めている。実際に学術的評価をした際にも効果が見られたという取り組みの例を，**コラム1**と**コラム2**に示す。

≪コラム1：劇場を使った精神疾患スティグマ軽減プログラム≫

　"This Is My Brave（これが私の勇気）"というタイトルの劇場プログラムは，ストーリーテリング（story telling：物語り）が持つ力で精神疾患のスティグマを打ち消す目的で立ち上げられた。このパフォーマンスは，「接触に基づくアンチスティグマ・プログラム」の考え方をもとにしている。これは，当事者やそれに近い人が精神疾患とともに生きる中の課題や回復（recovery）や精神的回復力，目標達成のストーリー，行動することの呼びかけなどのメッセージを，直接的に聴衆に知らせ，聴衆がそれを感じ取ることが大きな要素となる考え方である。"This Is My Brave"プログラムではこれを踏まえて，ステージ上で当事者である演者がストーリーテリングを行うショーを2014年から展開している。2022年の段階では，全米の75回のショーで875名のストーリーテラー（うつ，双極性障害，PTSD，境界性人格障害，依存症などの精神疾患患者）がパフォーマーとして活動している。2017年からはオーストラリアでも始まった。各ショーでは司会者がうまく進行しつつ12〜15人のストーリーテラーが出演し，90分間行われる。

　この活動について，観客を対象として学術的にスティグマ低減の効果を評価した研究もあり，観客の公衆スティグマの低減，精神的な問題を抱えた場合に医療を受けようとする意思が向上していることが報告されている[9]。

122

活動内容の一部はウェブサイトでも見ることができる（https://thisis-mybrave.org/）。

≪コラム２：医療現場での「オピニオンリーダー」によるHIVに関するスティグマ軽減プログラム[10]≫

　行動科学におけるイノベーション普及理論では，新しいアイデアや技術を普及・拡散する際に，初期の段階で最も周囲にインパクトを及ぼしやすい存在を「オピニオンリーダー」と呼んでいる。「オピニオンリーダー」は日本語で「世論形成者」と訳されることもあるが，最近ではカタカナで表記されることが多い。

　HIV陽性者に対するスティグマは一般市民だけでなく，医療現場においても多く見られていることがわかっており，中国では特に問題となっている。そこで中国雲南省にある20の病院の877名の医療者を対象として，オピニオンリーダーを使ったスティグマ軽減プログラム（「白衣の温かい心」介入試験）が行われた。このプログラムは各病院のオピニオンリーダーを見つけ出すところから始められた。最初に対象者にアンケート調査を行い，その病院で人気があって影響力を持っている医療者３名を指名してもらった。同時に各病院の施設長あるいは窓口役にも影響力のある医療者を推薦してもらった。研究者はその中から各病院で計20から25名をオピニオンリーダーとして選定し，同意のもとで訓練を行った。オピニオンリーダーは１か月で計４回，１回90分のグループワークに参加して，感染予防と労働安全，スティグマとの闘いと医療者―患者関係，行動して患者をケアする努力，困難の克服，のそれぞれのテーマで教育が行われた。教育はグループ討論やゲーム，ロールプレイなどにより実施され，メッセージを他の医療者に伝えていくスキルの練習も行われた。ランダムに振り分けられた対照群も設定し，開始後６か月，12か月で評価したところ，６か月で偏見や差別が減少し，12か月後もそれが続いていることがわかった。

4.　差別・偏見を伴う健康事象〜HIV 陽性者を例に

　疾患や健康・障害に伴う差別・偏見の例は数限りない。本章では精神疾患と HIV／エイズを主に取り上げてきたが，第 2 章で見てきたように，生活習慣病もそうであり，たとえば肥満に対する差別も米国では問題になってきている。これまでは自己管理ができていない人という扱いであったが，必ずしもそうではないところに要因があることがわかってきたからである。また，第 3 章で見た薬物依存症やアルコール依存症，水俣病やカネミ油症，薬害スモンもそうであった。

　感染症は第 2 章で見たように，古くから人類の生存に大きくかかわってきた存在であり，法律や対策が厳しくなりやすい傾向にある。1897年の伝染病予防法以降は，感染の届け出，疫学調査，検疫，隔離，消毒・消却，上下水の監視，食品流通の監視，従事者健康チェック，交通遮断というような，感染経路対策にエネルギーが注がれ，感染症に対する正確な知識よりも恐怖が強調されることとなった。その結果，感染者に対する差別や偏見が助長されることになったともいえよう。また，感染症に感染しやすい人は，経済的に貧困である人，子ども，外国人労働者，同性愛者など，社会的弱者やマイノリティーといわれている人たちに多いことも特徴で，生存権が蔑ろにされることが多い。こうしたことから1998年に施行された「感染症の予防及び感染症の患者に対する医療に関する法律」では人権の尊重が明記されることになった。

　新型コロナウイルス感染症（COVID-19）の蔓延の初期には，全世界で患者，患者家族，医療従事者に対する嫌がらせなど，差別・偏見の被害が生じていることが相次いで報告された[11]。古くは，ハンセン病患者に対する差別は，紀元前から人類の歴史とともにあったといって良いだろう。日本国内でもハンセン病患者は，1996年のらい予防法廃止までお

よそ90年にわたり，強制隔離政策により全国各地の療養所に強制隔離されていた。現在でも療養所生活を余儀なくしている方が多くおり，ハンセン病患者に対する差別行為が問題になり，報道されることも多い現状である。

＊　　　＊　　　＊

放送授業では，HIV 陽性者に対する差別やスティグマについて，ゲスト講師をお招きしてお話をいただくこととする。ゲスト講師は，特定非営利活動法人日本 HIV 陽性者ネットワーク・ジャンププラス代表理事の高久陽介氏である。高久氏が主宰する特定非営利活動法人日本 HIV 陽性者ネットワーク・ジャンププラスは，HIV 陽性者が中心となって活動する当事者団体である。主に HIV 陽性者による講演，交流会，調査研究，情報提供，行政等への提言活動などを行っている。HIV に関する基礎知識は**コラム３**に示した。講義概要は**コラム４**を参照されたい。

≪コラム３：HIV 感染症の基礎知識≫

　HIV とは，ヒト免疫不全ウイルスの英語（Human Immunodeficiency Virus）の頭文字であり，ウイルスの名称である。1983年にフランスのパスツール研究所で初めて分離・撮影された。HIV は人間の体内に侵入すると，白血球（CD4 リンパ球）を破壊して増殖する。体内に侵入してしばらくの期間は無症候期と呼ばれ，症状が出ない時期がある。この時期を過ぎると CD4 リンパ球が急激に少なくなり，免疫力の低下によって，日和見感染症といわれている通常では感染しないような弱い菌にも感染してしまう症状をはじめとして多数の症状が出る。これが後天性免疫不全症候群（Acquired Immunodeficiency Syndrome：通称 AIDS）である。HIV の体内への侵入から感染症が始まっていることから，一般には HIV 感染症と呼び，AIDS は感染が進行して，様々な症状が出現した状態を指す。

　世界の HIV 感染者数はおよそ3,770万人とされている（2020年）。このうち，日本国内の HIV 感染者数はおよそ２万3,000人（2021年）で，2020年の AIDS 患者を含む新規感染者（届け出があった人）は1,095名であった。2014年以降，新規感染者数は減少の傾向になっている。

　HIV は空気感染や飛沫感染ではなく，血液や体液を介して感染する。特に性交渉による感染が多く，注射針を共用することでの感染や輸血による感染も知られている。

　近年では治療法が進み，抗 HIV 薬によってウイルスの増殖を抑え，AIDS の発症を防ぐことで，長期間にわたり健常時と変わらない日常生活を送ることができるようになってきた。また，抗 HIV 療法を適切に行って，血液中の HIV を抑えることができれば，他人に感染させることがないこともわかっている。また，適切な対策を講じることで，母子感染を抑えることができ，妊娠・出産も可能になってきている。

≪コラム４：特定非営利活動法人日本 HIV 陽性者ネットワーク・ジャンププラス代表理事高久陽介氏のお話の概要≫

　1980年代から90年代にかけてニュース等で大きく取り上げられ，死の病いとして恐れられた HIV。あれから30年以上が経ち，現在の日本では３万人近くの HIV 陽性者が暮らしていますが，今では HIV・エイズについて耳にする機会はほぼなく，身近に感じることも難しいと思います。しかし，いまだアップデートされない知識やイメージによって，私的な人間関係のみならず，就労や医療といった生きていくうえで必要な場面でも差別による不利益を受ける事例が生じており，当事者が抱える生きづらさの解消は道半ばです。HIV の問題には，性行為やセクシュアリティを含む「性」にまつわる課題，感染症特有の課題，医療体制や治療の変遷，挫折経験や自己責任的な事象に対する社会の眼差しといった複数の課題が絡み合って内包されており，それゆえにスティグマの解消が困難である一方，HIV を通して様々な社会課題を学ぶこともできます。

　この講義では，HIV 陽性者の当事者活動や様々な調査結果をもとに，HIV 陽性者に対する差別の実情や健康への影響，その背景について時間の許す限りお伝えできればと思います。

学習の課題

1．ステレオタイプ，偏見，差別について，その関係性も踏まえて内容を整理してみよう。
2．スティグマとは何か，自分の言葉で説明をしてみよう。
3．スティグマを伴う健康事象にはどのようなものがあるか，調べてみよう。
4．あなたの周囲で精神疾患患者やHIV陽性者へのスティグマを軽減するためにはどのような取り組みが必要だろうか，考えてみよう。

引用文献

1）スティーブン・P・ヒンショー，石垣琢磨（監訳）『恥の烙印　精神的疾病へのスティグマと変化の道標』金剛出版，東京，2017．
2）アーヴィング・ゴッフマン，石黒　毅（訳）『スティグマの社会学　烙印を押されたアイデンティティ』せりか書房，東京，2012．
3）Link BG, Phelan JC.: Labeling and Stigma. In Aneshensel CS, Bierman CP, eds. *Handbook of the Sociology of Mental Health*, Springer, Dordrecht, 2013, p.525–541.
4）Link BG, Phelan JC.: Conceptualizing Stigma. *Annual Review of Sociology.* 27 : 363–385, 2003.
5）Lee S, Lee MTY, Chiu MYL, Kleinman A.: Experience of social stigma by people with schizophrenia in Hong Kong. *The British Journal of Psychiatry.* 186(2): 153–157, 2005.
6）Corrigan PW, Watson AC : Understanding the impact of stigma on people with mental health. *World Psychiatry.* 1(1) : 16–20, 2002.
7）山口創生，木曽陽子，米倉裕希子，岩本華子，三野善央「精神障害に関するス

ティグマの定義と構成概念：スティグマに関する研究の今後の課題」『社会問題研究』62：53-66，2013.

8) ヒーザー・スチュアート，フリオ・アルボレダ-フローレス，ノーマン・サルトリウス．石丸昌彦（監訳）『パラダイム・ロスト　心のスティグマの克服，その理論と実践』中央法規出版，東京，2015.

9) Kosyluk K, Marshall J, Macias DR, et al.: Examining the impact of This Is My Brave on mental illness stigma and willingness to seek help : A pilot study. *Community Mental Health Journal.* 54(3): 276–281, 2018.

10) Li L, Wu Z, Liang LJ, et al.: Reducing HIV-related stigma in health care settings : A randomized controlled trial in China. *American Journal of Public Health.* 103(2): 286, 2013.

11) Bagcchi S.: Stigma during the COVID-19 pandemic. *The Lancet Infectious diseases.* 20(7): 782, 2020.

参考文献

ハワード S ベッカー，井上直之（訳）『完訳アウトサイダーズ　ラベリング理論再考』現代人文社，東京，2011.

8 | 社会関係資本と健康

濱野　強

《**学習のポイント**》　人と人とのつながりは様々な形で人々の健康にかかわっ
ていることがわかっている。その中でも昨今では社会関係資本（ソーシャ
ル・キャピタル）に注目が集まっており，資本としてつながりをとらえ，健
康に影響するメカニズムもわかってきている。まず社会関係資本とは何かに
ついて説明をした後，具体例を踏まえて解説を行う。
《**キーワード**》　社会関係資本，生活習慣，負の側面

---

1. 社会関係資本とは

　私たちの健康に影響を及ぼすのは，遺伝的な要因や生活習慣（喫煙や
食生活，身体活動など）だけであろうか。この問いに対して，近年で
は，社会的決定要因（Social Determinants of Health）に着目した議論
が進められている。なぜなら，私たちの健康の背景には，社会経済的な
状況や居住地の環境，利用できる資源（健康増進施設や医療機関な
ど），さらには地域や国の制度といった多様な要因が存在しているため
である。そして，私たちの健康を左右しうる社会的決定要因の一つが社
会関係資本である。

　社会関係資本は，これまで主として社会学や政治学の分野で理論的な
検討が進められてきた概念であるが，2000年以降において健康分野でも
活発な議論が進められている。なお，社会関係資本は，英語表記の場合
に"social capital"とされることから，直訳すると社会資本になる。し

かしながら，一般的に社会資本といえば道路や下水道などのインフラが連想されることから，異なる概念であることを表すために社会関係資本（または，ソーシャル・キャピタル）という表現が健康分野では用いられている。

　社会関係資本の定義は，社会関係資本を集団の特性としてとらえるのか，それとも個人の特性としてとらえるのかにより分かれるが，健康分野における研究では主に集団の特性に焦点が当てられている。その場合には，社会関係資本を「人々の協調行動を活発にすることによって社会の効率性を改善できる，信頼・規範・ネットワークといった社会組織の特徴」[1]と定義する研究が多く見られる。したがって，社会関係資本を調査で明らかにする場合には，地域内の他者に対する信頼感や各種活動への参加状況などに基づき評価が試みられている。つまり，特定の空間内（地域の場合には，町丁目や小学校区など）における人と人との関係性やつながりの程度を把握し，健康状態との関係を把握する試みがこれまでの研究では行われている。

　それでは，次節より，社会関係資本と健康に関する研究成果の一端を見ていきたい。

2.　社会関係資本と健康に関する研究

（1）研究推移

　社会関係資本と健康の関係についての学術的な探求は，2000年以降において急速な関心の高まりを示している。**図8-1**のとおり，1999年までに報告された研究成果は35報であったが，2000年〜2004年の期間では206報，2005年〜2009年の期間では566報，2010年〜2014年の期間においては1,028報と年々増加し，そして2015年〜2019年の期間では1,588報と

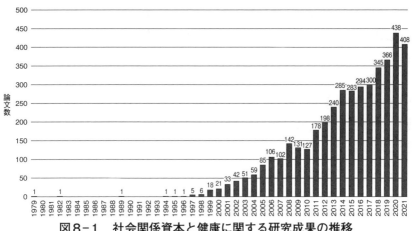

図8-1　社会関係資本と健康に関する研究成果の推移

　なり，2021年度には単年度で400報を超える研究成果が国内外で報告されている。

　健康指標については，2000年前後の研究において主に社会関係資本と主観的な健康状態との関係性について検討が行われていたが，近年では，がん，メンタルヘルス，生活習慣病，健康行動，死亡など多様な指標について関係性が明らかになっている。

　1997年にアメリカの研究者により発表された論文は，社会関係資本と健康の関係を論じるうえで先駆的な知見として位置づけられている[2]。こちらの論文では，アメリカの各州のデータを用いて解析を行っており，「社会関係資本が豊かでない州ほど，死亡率が高い」という研究成果を発表した。それ以降，日本を含め多くの国々より研究成果が報告されてきた。たとえば，日本に在住している5,956名を対象とした研究では，「社会関係資本が豊かでない地域の居住者は，社会関係資本が豊かである地域に居住している者に比べてメンタルヘルスが良好でない」こ

とを報告した[3]。また，スウェーデンのデータを活用した研究では，65歳以上の約152万人の市民を2002年から2010年まで追跡し，「社会関係資本が豊かでない地域の居住者は，社会関係資本が豊かである地域に居住している者に比べて死亡リスクが上昇していた」ことを報告した[4]。さらに，日本で実施された調査では，65歳以上の約2万2,000名の市民を2013年から2016年まで追跡し，「社会関係資本が豊かでない地域の居住者は，社会関係資本が豊かな地域に居住している者に比べてフレイルの発生リスクが上昇していた」ことを報告した[5]。

　こうした知見を踏まえ，やや大胆な表現でまとめると，「住んでいる地域の社会関係資本が豊かであるのか，それとも豊かでないのかということは，私たちの健康や寿命，自立した生活に影響を及ぼす」ということができる。

　また，我が国においては，内閣府国民生活局が「ソーシャル・キャピタル：豊かな人間関係と市民活動の好循環を求めて（2003年）」と題した報告書を発表し，2005年には内閣府経済社会総合研究所が「コミュニティ機能再生とソーシャル・キャピタルに関する研究」を発表している。さらに農林水産省農村振興局と農村におけるソーシャル・キャピタル研究会が「農村のソーシャル・キャピタル～豊かな人間関係の維持・再生に向けて～（2007年）」と題した報告書を取りまとめるなど，学術的な研究のみならず，政策形成においても社会関係資本への関心の高まりが示されている。

　これらの調査・研究の蓄積を通して，社会関係資本を踏まえた政策形成の有用性が広く認識されてきた。そして，厚生労働省が2013年度より推進している健康づくり運動「健康日本21（第二次）」では，「健康を支え，守るための社会環境の整備」の必要性が掲げられ，時間的・精神的にゆとりある生活の確保が困難な者も含め，社会全体が相互に支え合い

表8-1　健康日本21（第二次）

①健康寿命の延伸と健康格差の縮小
　生活習慣の改善や社会環境の整備によって達成すべき最終的な目標。

②生活習慣病の発症予防と重症化予防の徹底（NCD（非感染性疾患）の予防）
　がん，循環器疾患，糖尿病，COPD に対処するため，一次予防・重症化予防
　に重点を置いた対策を推進。国際的にも NCD 対策は重要。

③社会生活を営むために必要な機能の維持及び向上
　自立した日常生活を営むことを目指し，ライフステージに応じ，「こころの
　健康」「次世代の健康」「高齢者の健康」を推進。

④健康を支え，守るための社会環境の整備
　時間的・精神的にゆとりある生活の確保が困難な者も含め，社会全体が相互
　に支え合いながら健康を守る環境を整備。

⑤栄養・食生活，身体活動・運動，休養，飲酒，喫煙，歯・口腔の健康に関す
　る生活習慣の改善及び社会環境の改善
　生活習慣病の予防，社会生活機能の維持及び向上，生活の質の向上の観点か
　ら，各生活習慣の改善を図るとともに，社会環境を改善。

（厚生労働省：健康日本21（第二次）の普及啓発用資料. https://www.mhlw.go.jp/stf
/seisakunitsuite/bunya/kenkou_iryou/kenkou/kenkounippon21.html より転載）

ながら健康を守る環境を整備する必要性が示されている（**表8-1**）。そして，この取り組みでは，「居住地域でお互いに助け合っていると思う人の割合」が評価指標として用いられており，2022年度に64％となることが目標値として定められている。つまり，「健康日本21（第二次）」では，3人に2人が居住地域でお互いに助け合っていると感じられる社会関係資本の構築を目指している。このように，社会関係資本を健康づくりの柱の一つに位置づけることで，個人の行動様式の変容に主眼が置かれてきたこれまでのアプローチに加えて，地域社会という視座を加えた重層的なアプローチが可能になったと言える。

（2）社会関係資本のメリット・デメリット

　それでは，なぜ，社会関係資本は，私たちの健康に影響を及ぼすのかという論点について，地域を例としてメリットとデメリットの両面より考えていきたい。

　社会関係資本が健康に影響を与える機序としては，主に以下の3点が指摘されている[6]。一つ目は，社会関係資本が豊かな地域において，健康行動が促進される可能性である（社会的伝播）。地域で人々のつながりが密であれば，健康に関する情報は人から人へと拡散される。また，その場合には，情報だけでなく，健康行動の伝播を考えることもできる。たとえば，友人からウォーキングを始めた話を聞くことで，ウォーキングに対する関心が喚起され，実際に取り組みを開始する状況を期待できるためである。

　二つ目として，社会関係資本が豊かな地域には社会的な統制が存在しており，人々は逸脱した行動を選択しない可能性がある（インフォーマルな社会的統制）。たとえば，路上で未成年が飲酒や喫煙をしている状況に対して大人が注意をしたり，注意を促すような雰囲気が存在していれば，未成年はそれらの行動を控えることが考えられる。その一方で，地域においてどのような行動も許容される状況や雰囲気が存在している場合には，未成年の逸脱行動を未然に正すことは難しく，健康状態の悪化に結びつく行動を許容してしまうためである。

　三つ目として，社会関係資本が豊かな地域では，集合的な行動に対して人々が一致団結できる可能性がある（集合的効力）。たとえば，環境問題に直面した際に，地域の人々が団結して迅速に取り組むことができれば，素早く状況が改善され，結果として健康への悪影響を最小限にとどめることが期待できる。

　その一方で，先行研究では社会関係資本が豊かであるがゆえのデメリ

ットも指摘されており[6]，健康を考えるうえでは注意が必要である。た
とえば，社会関係資本が豊かな地域は人々の関係性が密であるがゆえ
に，部外者を排除する可能性が考えられる。こうした行動は，価値観の
固定化にもつながり，多様性を許容しない態度が健康状態の悪下に結び
ついてしまうのである。

　また，2020年以降，私たちが直面している新型コロナウイルス感染症
と共存する社会においても，こうした社会関係資本がもたらすデメリッ
トの影響を考えることができる。たとえば，他都道府県ナンバーの自動
車に対する投石行動や他者の行動を監視したり制限するなどの行動（た
とえば，自粛警察など）である。なぜなら，社会関係資本が豊かな地域
においては，新型コロナウイルスに感染することが規範からの逸脱とみ
なされるため，他者から批判される状況が生じないよう自身の安全を確
保しようとして他者への攻撃的な行動を選択していると考えることがで
きる。

（3）結合型・橋渡し型の社会関係資本

　こうした社会関係資本の健康に対するメリット・デメリットの理解を
深めるうえでは，社会関係資本の分類（結合型・橋渡し型）に関する議
論が参考になる。

　"結合型の社会関係資本（bonding social capital）" とは，集団におけ
る人と人との同質的なつながりに依拠し，その一方で "橋渡し型の社会
関係資本（bridging social capital）" は同質性を超えた異なる特徴に基
づくつながりに依拠している。したがって，強い結合型の社会関係資本
を備えた場合には，共通の目標（たとえば，地域で介護予防を目指した
取り組みを進めていくなど）に対して推進力を有する一方で，同質性を
備えていない者に対する排除行動が働いたり，多様性に対して不寛容な

状況が生じることがある。

　以上の社会関係資本の分類を踏まえつつ，人々の健康に対する価値観の多様さを鑑みると，結合型，および橋渡し型の社会関係資本のバランスが健康づくり活動には求められるといえる。

3. 社会関係資本は健康づくり活動の課題を解決できるか？

　社会関係資本は，これまで健康づくり活動が直面している課題の解決の一助になるのだろうか。ここでは，地域での取り組みを例に考えてみたい。

　地域の健康づくりにおいては，一般的に住民を公民館や集会場に集め，「バランスの良い食事を心がけましょう」「身体活動量を増やしましょう」「健診・検診を受診して早期発見・早期治療に努めましょう」といった知識伝達型の健康教育が実施されている。この方法は，ポピュレーション・アプローチと呼ばれ，対象者を限定せず集団全体に情報やサービスを提供することを通して，集団全体の健康リスクを下げることを目的としている[7]。

　しかしながら，実際には集団全体の健康リスクを下げるという理想には至っていないのが現状である。なぜならば，このような知識伝達型の健康教育の場に参加しているのは，健康意識の高い人やすでに健康づくりに取り組んでいる人々が大部分を占めており，健康への関心が低い人や健康に関心を寄せる余裕が十分にない人はこうした健康教育の恩恵を受けることができずにいる。言い換えると，知識伝達型の健康教育を通して，地域内で健康な人々と不健康な人々という2極化を助長している可能性がある。

　このような状況に対して社会関係資本は，どのように役立つのであろ

うか。先ほど紹介したメリットに基づき考えてみたい。たとえば，社会関係資本が豊かな地域では，知識伝達型の健康教育への参加者が一部の住民に限られていたとしても，情報が人から人へと伝わる状況や声がけなどがきっかけとなり行動の伝播を期待することができる。また，地域で健康づくりを進めていくためには，中心的な役割を果たす有資格者の存在はもちろんのこと，それを支える健康づくりサポーター（保健師や管理栄養士，健康運動指導士など専門的な資格は有してはいないが，行政などが開催する所定の養成講座などを受講した際に任命される人材）の活躍が重要となる。社会関係資本が豊かな地域では，こうしたサポーターが連携しながら自主組織を結成し，他の住民を巻き込みながら健康づくり活動を展開していくことが期待できる。筆者が自治体との協働により進めている健康づくり活動においても，ウォーキングに関する知識と技術を健康教室で伝え，それらを地域で生かしてもらうことを目的とした「健康づくりサポーター育成事業」を進めている。その結果，対象地域では，複数の健康づくりの自主組織が結成されるとともに，健康づくりサポーターが講師役を務める定期的な運動教室の開催や体力レベルに応じたウォーキングマップの作成など，地域の実情に応じた取り組みが展開されている。

　以上のように見ていくと，社会関係資本は，限られた人に対する知識・技術の提供というポピュレーション・アプローチの課題を解決する一助として考えることができる。

4．地域の社会関係資本を測定するには

　地域の社会関係資本を測定するには，どのような指標を用いたら良いのだろうか。この問いは，健康づくりに取り組んでいる地域の代表者や

保健師をはじめとした自治体の健康づくり担当者などから良く耳にする質問である。

　第1節で述べたとおり，社会関係資本は，主に社会学や政治学の分野において理論的な検討が進められてきた概念であり，様々な方法で測定が試みられてきた。そうした先行する議論を踏まえつつ，健康分野における測定方法についても検討が重ねられており，2017年に報告された論文では，12万3,706名の高齢者より収集したデータに基づき以下の社会関係資本に関する指標が提案されている[8]。

　第1は，特定の会やグループへの参加状況である。具体的には，「ボランティアのグループ」「スポーツ関係のグループやクラブ」「趣味関係のグループ」「学習・教養サークル」「特技や経験を他者に伝える活動」であり，これらについて6つの選択肢（週4回以上，週2～3回，週1回，月1～3回，年に数回，参加していない）を設けている。

　第2は，居住地域の状況であり，3つの質問から構成されている。一つ目は，「あなたの地域の人々は，一般的に信用できると思いますか」であり，5つの選択肢（とても信用できる，まあ信用できる，どちらともいえない，あまり信用できない，まったく信用できない）を設けている。二つ目は，「あなたの地域の人々は，多くの場合，他の人の役に立とうとすると思いますか」であり，5つの選択肢（とてもそう思う，まあそう思う，どちらともいえない，あまりそう思わない，まったくそう思わない）を設けている。最後は，「あなたは現在住んでいる地域にどの程度愛着がありますか」であり，同様に5つの選択肢（とても愛着がある，まあ愛着がある，どちらともいえない，あまり愛着がない，まったく愛着がない）を設けている。

　第3は，助け合いの状況であり，3つの状況を問う質問から構成されている。具体的には，「あなたの心配事や愚痴を聞いてくれる人」「あな

たが心配事や愚痴を聞いてあげる人」「あなたが病気で数日間寝込んだときに看病や世話をしてくれる人」の各問について，8つの選択肢（配偶者，同居の子ども，別居の子ども，兄弟姉妹・親戚・親・孫，近隣，友人，その他，そのような人はいない）を設けている。以上の第1から第3の質問については，地域単位で集計し，当該地域の社会関係資本の状況とすることができる（集計方法の詳細については，引用文献・ウェブサイトの8)を参照）。

　なお，地域の社会関係資本の測定に際して，地域をどのように定義するかは重要な事項である。その理由は，回答者によって想定する地域の範囲が異なる可能性があるためである。なお，2017年の論文では地域を主に小学校区として社会関係資本の検討が行われている。「あなたの地域では」と聞かれたときに，どのような地理的な範囲を思い浮かべるだろうか。農業集落，町内会，小学校区，中学校区，さらには市町村など人によって異なっている可能性が考えられる。そのため，調査を実施する際には，各回答者が地域という地理的な範囲を共通認識する必要がある。

　社会関係資本の測定については，これまで多様なツールに基づき測定が試みられてきた。それによって，「社会関係資本と健康」という学術的な知見が深まった一方で，各調査主体が独自に作成した質問を用いていることから地域間の比較が困難であり，また日本の文化や慣習などに応じた社会関係資本の測定が十分ではない状況も存在していた。こうした理由より，今後の社会関係資本に基づく健康づくり活動の実践と普及のためにも，このように開発されたツールを活用した調査の実施と結果の公表が強く望まれる。

5.　おわりに

　2010年にホルトランスタッド（J. Holt-Lunstad）らは，約30万人のデータを対象とした研究成果を発表した。それによると，社会的なつながりは，喫煙，飲酒，運動，肥満よりも私たちの健康に影響する（強い関連を持っている）ことが結論づけられたのである[9]。このように，学術的な視座においては，社会関係資本は私たちの健康を考えるうえで，欠かすことのできない要因として認識されている。そこで，最後に実践的な視座より，地域で社会関係資本を活用した取り組みを進めていくにあたって留意すべき点について考えてみたい。

　第一に，「社会関係資本を活用した健康づくりは，予算を必要とせず，住民の努力によってなしうることができる」との楽観的な解釈が生じることがある。これは，社会関係資本に対する過度な期待ということができる。たとえば，現状において，社会関係資本が豊かな地域（地域内において人々のつながりや組織間のつながりが豊か）であったとしても，我が国が少子高齢化に向かう状況下において豊かな社会関係資本を維持するのは容易ではない。実際に，これまで毎年行われてきた地域の運動会や各種イベントが中止になったり，地域の自治を担う人材が不足しているなどの話題が広く聞かれるようになっている。地域における健康づくりの方法論に社会関係資本を位置づけるのであれば，社会関係資本を生み出している源にも目を向け，それらを維持するために適切な予算が措置されるべきである。

　第二に，新たに社会関係資本の醸成を考える場合には，画一的な方法論は存在しておらず，地域の特徴を踏まえた辛抱強い議論が必要である。社会関係資本は，短期間で醸成されるものではない。地域には，それぞれ固有の文化や慣習などが存在しており，それらの延長線上に現在

の社会関係資本が存在している。たとえば，農業を営む地域では，農業に関連した催事などを基盤とした社会関係資本が存在している。そのため，農業人口の減少に伴う催事の衰退は，地域の社会関係資本の低下に結びつくだろう。したがって，地域において社会関係資本の醸成を考える際には，これまでの地域の歩みを考えつつ，これからの地域の歩みを考えるというプロセスが必要である。

　第三に，社会関係資本は，私たちに身近な視点であるために「多くの人が健康になれるのでは」という過度な期待を抱いてしまうことがある。社会関係資本は，私たちが健康に過ごすための万能薬というよりも，むしろ健康づくり活動を進めていくうえでの潤滑油としてとらえる方が妥当である。したがって，社会関係資本を活用した健康づくり活動を進める際には，住民と専門家，行政，さらには各種関係団体等が連携した取り組みが必要となる。

　以上のとおり，留意点は存在しているが，健康づくり活動における社会関係資本の有用性を否定するものではない。今後，多くの地域において社会関係資本を生かした健康づくり活動が展開されていくためには，「地域の社会関係資本が豊かになると，人々は，どの程度，健康になるのか」「地域間での社会関係資本の比較に基づき，健康づくり活動の推進にどのような違いが生じるのか」といった実践的なエビデンスの蓄積に加えて，私たちが社会関係資本を“限りあるリソース”として認識することが必要である。

学習の課題

1．社会関係資本が私たちの健康に及ぼすメリットとデメリットを説明してみよう。
2．「自分が住んでいる地域は，社会関係資本が豊かであるのか，それとも豊かでないのか」という点について，地域内の他者に対する信頼感や各種活動の状況を踏まえて考えてみよう。
3．健康づくりにおけるポピュレーション・アプローチの課題について説明してみよう。そして，それらの課題を社会関係資本は，どのように解決できる可能性があるのかについて説明してみよう。
4．自分が住んでいる地域を例として，何が社会関係資本の形成に影響を及ぼしているのか（地域のイベントや組織など）について考えてみよう。

引用文献・ウェブサイト

1）ロバート・D・パットナム著，河田潤一訳『哲学する民主主義―　伝統と改革の市民的構造』NTT 出版，東京，2001.
2）Kawachi, I., Kennedy, B.P., Lochner, K., Prothrow-Stith, D.: Social capital, income inequality, and mortality. *American Journal of Public Health*. 87(9): 1491-1498, 1997.
3）Hamano, T., Fujisawa, Y., Ishida, Y., Subramanian, S.V., Kawachi, I., Shiwaku, K.: Social capital and mental health in Japan: a multilevel analysis. *PLoS ONE*. 5(10), e13214. 2010.
4）Sundquist, K., Hamano, T., Li, X., Kawakami, N., Shiwaku, K., Sundquist, J.: Linking social capital and mortality in the elderly: a Swedish national cohort study. *Experimental Gerontology*, 55: 29-36. 2014.

5）Noguchi, T., Murata, C., Hayashi, T., Watanabe, R., Saito, M., Kojima, M., Kondo, K., Saito T.: Association between community-level social capital and frailty onset among older adults: a multilevel longitudinal study from the Japan Gerontological Evaluation Study (JAGES). *Journal of Epidemiology and Community Health.* 2021. doi: 10.1136/jech-2021-217211.

6）リサ・F・バークマン他編，高尾総司・藤原武男・近藤尚己監訳『社会疫学＜上＞』大修館書店，東京，2017.

7）福田吉治「ポピュレーションアプローチは健康格差を拡大させる？」『日本衛生学雑誌』63：735-738，2008.

8）日本老年学的評価研究．ソーシャル・キャピタル指標．
https://www.jages.net/library/social-capital/ （2022年2月12日アクセス）

9）Holt-Lunstad. J., Smith, T.B., Layton, J.B.: Social Relationships and Mortality Risk: A Meta-analytic Review. *PLoS Medicine,* 7(7), e1000316, 2010.

参考文献

石川善樹『友だちの数で寿命はきまる　人との「つながり」が最高の健康法』マガジンハウス，東京，2014.

近藤尚己『健康格差対策の進め方：効果をもたらす5つの視点』医学書院，東京，2016.

近藤克則『健康格差社会への処方箋』医学書院，東京，2017.

9 健康に働くこととは

阿部桜子

《学習のポイント》 働くことは，人々に社会的な役割を与え，やりがいを創出し，健康に寄与する一方で，過労死やメンタルヘルス不調など，深刻な健康障害を引き起こすこともある。長い間，健康障害を予防することを目的に行われてきた労働安全衛生の取り組みの歴史を振り返り，近年の社会状況の変化によってより一層求められるようになった働くことの意義や楽しみなどのポジティブな側面を強化する概念についても整理していく。

《キーワード》 ディーセント・ワーク，労働安全衛生，ストレス，働きがい

---

1. ディーセント・ワークの実現

　ディーセント・ワークという言葉は，1999年の第87回 ILO（国際労働機関）総会で，ファン・ソマビア事務局長の報告で初めて用いられた。以降，ILO の活動の主軸となっている。"Decent" という言葉には，「きちんとした，尊敬・尊重に値する」といった意味があり，「ディーセント・ワーク」は「権利が保障され，十分な収入を生み出し，適切な社会的保護が与えられる生産的な仕事」[1]と訳される。ILO はディーセント・ワーク実現のため「仕事の創出」「社会的保護の拡充」「社会対話の推進」「仕事における権利の保障」といった4つの戦略目標を掲げている。男女平等は，この4つの戦略目標いずれにおいても確保されるよう，横断的な重要課題として位置づけられている（**表9-1**）。

　このディーセント・ワークの考え方は，2015年9月に国連サミットで

表9-1　ディーセント・ワーク実現のための４つの戦略目標

1．仕事の創出	必要な技能を身につけ，働いて生計が立てられるように，国や企業が仕事を創り出すことを支援。	男女平等
2．社会的保護の拡充	安全で健康的に働ける職場を確保し，生産性も向上するような環境の整備。社会保障の充実。	
3．社会対話の推進	職場での問題や紛争を平和的に解決できるように，政・労コミュニケーションの促進。	
4．仕事における権利の保障	不利な立場に置かれて働く人々をなくすため，労働者の権利の保障，尊重。	

（ILO駐日事務局ホームページ「ディーセント・ワーク」より筆者作成）

採択された持続可能な開発目標（SDGs：Sustainable Development Goals）の１つともなっており[2]，世界共通の目標である。ディーセント・ワークの促進が望まれる背景には，グローバル化による経済格差の拡大，男女の不平等，児童労働等，世界を見回すといまだ多くの人々が安心して働ける状況ではない現実がある。日本国内においても，すべての労働者がディーセント・ワークを実現できているとは言い難い。

　望めば誰でも仕事を得ることができ，個々人がいきいきと能力を発揮して安心・安全に働くことができる「ディーセント・ワーク」の実現は，一人ひとりの健康や幸せ，ひいては持続可能な世界の創出につながる。本章では，このディーセント・ワークの考えに基づき，働くことと健康について労働者の健康障害の予防と，働きがい向上につながる取り組みの２つの側面から，整理していく。

2.　働くことと健康への着眼

　働くことと健康に関する研究は，15世紀頃から見られ，鉱夫や金属を扱う労働者がその対象となっていた。15世紀から16世紀にかけては，ヨーロッパでは通貨の普及に伴い，金銀の需要が高まり，労働者が増えたことがその背景にある。1700年には，イタリアの医師であるベルナルディーノ・ラマツィーニ（Bernardino Ramazzini, 1633-1714）により，42の職業と健康の関係について体系的にまとめられた『働く人の病』[3] が出版された。ラマツィーニは「働く人々の安全に特に注意を払い，自分で選んだ仕事を健康で長く続けられるようにする義務がある」と述べており，問診の際には必ず職業を確認したという。当書では，金，銀，ガラスなど労働者が扱う物質や，立ち仕事，座り仕事，大きな声を出すなどの作業そのもの，室温の高い場所や騒音のある場所などの作業環境に至るまで，あらゆる仕事の特性が健康に及ぼす影響をつぶさに観察し，その対処法までがまとめられている。一例を挙げると，パン職人は力を入れてパンをこねるために生じる手の腫れや疼痛，小麦粉を多量に吸い込むことによる咳や喘息，室温の高い環境下で作業をするため，温度差により風邪や肺炎にかかりやすいことを指摘している。その対処法としては，手を白ぶどう酒で洗うこと，布で口元を覆うこと，酢水でうがいをすることを示している。仕事に伴う作業内容そのもの，仕事が行われる環境，そして必要とされる健康管理という3つの視点は，現代の労働安全衛生にほぼそのまま引き継がれている。

3.　労働安全衛生とは

　労働安全衛生とは，職場における労働者の安全と健康を確保し，快適

な職場環境を促進するために行われる研究および実践活動である[4]。職場は，化学物質や重機を扱うこともあり，夜間作業や長時間にわたる作業にも従事せざるを得ない等，地域や家庭と比べ，安全や健康を脅かされやすい。

　このような場で働く労働者の安全と健康を守るための法律が労働安全衛生法であり，賃金や労働時間などの基本的労働条件の最低基準の確保を目的とした労働基準法から独立する形で，1972年に制定された。この背景には，1960年代の高度経済成長期に伴い，大規模工事や労働環境の変化によって労働災害が急増したことがある。労働安全衛生法によって定められた具体的な取り組みは，労働衛生三管理（**表9-2**）と呼ばれる作業管理，作業環境管理，健康管理の3つを柱としており，前述の17世紀のラマツィーニの視点とほぼ一致している。

表9-2　労働衛生三管理

作業管理	作業時間・作業量・作業方法・作業姿勢等のコントロール
作業環境管理	作業場所の物理的環境（温度・湿度・気圧・照度・騒音等）や有害物質（有害ガス・粉じん・有機溶剤等）の気中濃度等のコントロール
健康管理	健康診断，ストレスチェックの実施や相談窓口の設置等

（1）労働災害とその変遷

　労働災害とは，「労働者の業務上または通勤途上の負傷・疾病・障害・死亡のこと」で，業務中に発生する「業務災害」と通勤途上に発生する「通勤災害」の2つに大別される[5]。病気やけがが労働災害と認められれば，使用者は労働者に対して，療養費や休業補償給付等の保障を行わなければならない。労働災害かどうかは，業務上に発生し，かつ業

務との因果関係が認められるかによって判断される。

　1960年代後半は，労働災害で亡くなる人は年間6,000人に達していたが，1970年代から急激に減少し，ここ数年は1,000人を下回るようになっている（**図9-1**[6]）。労働現場による事故やけがといった物理的な災害が減少していく一方で，長時間労働やストレスに起因した脳・心臓疾患や精神障害が増加し，新たな課題となっている。

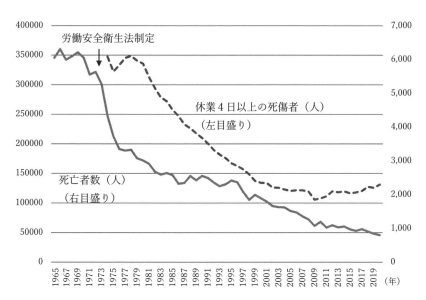

図9-1　労働災害による死傷者数と死亡者数の経年変化
（厚生労働省ホームページ「労働災害発生状況」より転載）

（2）労働災害としての過労死・過労自殺

　「過労死」という言葉は，国際的にも「karoshi」として知られている。過労死とは，社会医学用語であり，脳血管障害や循環器疾患を発症して亡くなった労働者のうち，仕事による負担とその発症との間に因果関係

があるとみなされたケースが労災として認定され,「過労死」と呼ばれるようになった。「過労死」という言葉を最初に用いた上畑は,「過重な労働負担が誘因になり,高血圧や動脈硬化などの基礎疾患が悪化して脳血管疾患や心筋梗塞などの急性の循環器障害を発症,死亡や永久的労働不能に陥った状態」と定義している[7]。

「過労死」が労働災害として認められるまでの道のりは容易ではなく,当事者遺族をはじめ,弁護士や医師,民間団体の取り組みにより,繰り返し認定基準の改定がなされてきた。1961年の過労死労災認定基準制定当初は,「発症直前」の過重な労働負担しか考慮されなかったが,2001年には,「発症前1〜6か月」まで考慮されるようになった。

現在,厚生労働省は次ページの3つを過労死等の定義[8]としている。脳血管疾患・心臓疾患・精神障害を原因とし,死亡には至らないケースも「過労死等」の定義に含め,対策を打つべき対象としたことの意義は高い。脳・心臓疾患に係る労災支給決定件数は減少傾向にはあるが,未だ年間200件ほど発生している(**図9-2**[9])。

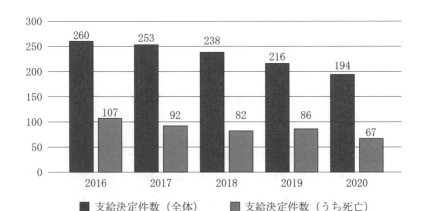

図9-2　脳・心臓疾患に係る労災支給決定件数の推移
(厚生労働省ホームページ「令和2年度　過労死等の労災補償状況」より作成)

①業務における過重な負荷による脳血管疾患・心臓疾患を原因とする
死亡

②業務における強い心理的負荷による精神障害を原因とする自殺によ
る死亡

③死亡には至らないが，これらの脳血管疾患・心臓疾患，精神障害

4．労働時間と健康

（1）健康障害予防としての時間外労働対策

前述のように過労死の労働災害認定が進められる中，厚生労働省は**図
9-3**[10)]のように時間外労働時間と健康障害のリスクを整理した。ま
た，月の時間外労働時間が80時間を超えた一般労働者に対し，医師によ
る面接指導や受診をさせることを義務とした。健康障害のリスクが高ま
るとされる労働時間の基準は，24時間から基本労働時間である8時間と

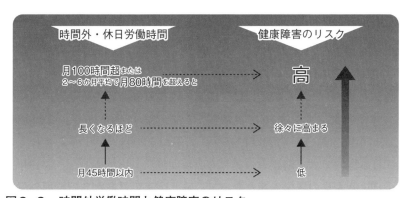

図9-3　時間外労働時間と健康障害のリスク
（厚生労働省：リーフレット「過重労働による健康障害を防ぐため
に」p.1 より転載）

通勤や食事，入浴，家族との時間等の生活時間6時間を引いた残り10時間について，何時間を睡眠時間に充てることができるかが根拠となっている。月80時間の残業は，月の勤務日数を20日とすると1日あたり4時間となり，先ほどの10時間から4時間を差し引くと睡眠時間は6時間となる。6時間以下の睡眠が継続すると認知機能の低下や抑うつ，血圧の上昇などの心身への負担が生じやすくなると考えられており，月80時間の時間外労働は「過労死ライン」とも呼ばれている。

　被害者救済から始まった長時間労働・過労死対策は，労災認定基準の改定を経て，2000年に入ってからようやく労働者全体に対する健康障害を予防するための対策となった。さらに2018年の「働き方改革を推進するための関係法律の整備に関する法律」（以下，働き方改革関連法）により，時間外労働時間に初めて1か月当たり80時間（年6か月まで）という上限が設けられた[11]。

　しかしながら，日本では残業を厭わず働く人が評価される文化がまだ残っているともいわれ，ワークライフバランスを良好に保ちながら，あらゆる背景を持つ人が活躍するには，引き続き長時間労働に頼らない働き方を推進していくことが求められる。

（2）勤務間インターバル制度とは

　勤務間インターバル制度とは，前日の終業時刻と始業時刻との間に一定の休息時間（インターバル時間）を設けることをいう。欧州連合（EU）諸国では，EU労働時間指令[12]に基づき2003年から導入されている。日本国内では，前述の「働き方改革関連法」を契機とし，2019年4月1日より企業の努力義務となっている。従来の月あたりの時間外労働時間の規制に主眼を置いた対策と異なり，睡眠時間や疲労回復のための休息を日単位で確保することにつながる制度であり，健康障害予防やワ

ークライフバランス改善への効果が期待される。一方，欧州連合では24
時間ごとに，最低でも連続11時間の休息時間（インターバル時間）を確
保することが明記されているが，日本国内では，9時間以上とされ，時
間数の選択は企業に任されている。また，現状では努力義務であるた
め，2021年度の調査では，導入率は4.6%[13]にとどまっており，効果を
発揮するまでにはもう少し時間がかかりそうである。

5. メンタルヘルス対策

　1990年代に入り，長時間労働や仕事のストレスに起因した自殺や精神
疾患が増加してきた。特に20〜30代の若い世代が「過労自殺」で亡くな
るケースもあり社会問題にもなった。精神障害にかかわる労災認定件数
は，2020年度は608件と過去5年で最多であり，働く人々の健康におい
てメンタルヘルスが大きな課題となっていることがわかる（**図9-4**[9]）。
2020年の調査結果[14]では，現在の仕事や職業生活に関することで，スト
レスとなっていると感じる事柄がある労働者の割合は54.2%に達してい
る。

　職場におけるストレスは，仕事をする場所の温度や光，労働時間等の
物理的な要因に加え，仕事の量・質や上司や同僚との人間関係等，心理
社会的なものが多く，複雑になっている。職場におけるストレスとその
低減のための取り組みについて解説する。

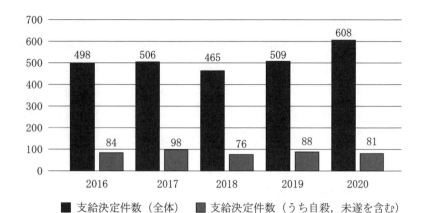

図9-4　**精神障害に係る労災支給決定件数の推移**
（厚生労働省ホームページ「令和2年度　過労死等の労災補償状況」より作成）

（1）職場のストレスが心身に影響を与えるメカニズム

　第6章でみたようにストレスとは，外部からの刺激を受けたときの緊張状態のことであり，それそのものは悪いものではない。仕事をする中での適度なストレスは成長につながる等ポジティブに働くこともある一方で，ストレスが過剰であったり，長期間続くと，心身の不調を引き起こす。どういった要因が働く人々にとってのストレスになり，どんなメカニズムでメンタルヘルス不調等のストレス反応をきたすのかについては，いくつかの説明モデルがある。代表的なものの1つが，職業性ストレス研究の第一人者であるR. カラセックによる「仕事の要求度-コントロールモデル "job demand-control model"」である。このモデルでは，「仕事の要求度」の高低と「仕事のコントロール度」の高低の組み合わせによって，ストレスによるリスクが決まるとしている。非常にたくさんの仕事を余裕のない中でこなさなくてはならないといった仕事の量的

負荷や時間的切迫感が高い職場は,「仕事の要求度」が高い職場であり,仕事上の意思決定や裁量権がなく, 自分のペースで仕事ができない職場は,「仕事のコントロール度」が低い職場となる。さらに「仕事の要求度」の高低と「仕事のコントロール度」の高低との組み合わせによって, 仕事の特徴を以下の4群に分類している。

　①要求度が高くコントロールが低い「高ストレイン群 "high strain"」
　②要求度が高くコントロールも高い「アクティブ群 "active"」
　③要求度が低くコントロールが高い「低ストレイン群 "law strain"」
　④要求度が低くコントロールも低い「パッシブ群 "passive"」

　ウェイターや工場の組み立て作業従事者は, 仕事の要求度は高いが, 自身で作業のペースややり方を変えることができず, コントロール度が低いため「高ストレイン」となる。一方で専門職等の高い地位にある労働に従事している場合, 仕事の要求度は高くても, 裁量度も高いため「アクティブ群」となり, ストレスの反応を引き起こしにくいことがわかっている。

　さらに, ジョンソンら (1988)[15] は, この「仕事の要求度-コントロールモデル」にソーシャルサポートを追加し, 3つの要因からなる「仕事の要求度-コントロール-サポートモデル "job demand control-support model"」を提唱した。同僚や上司等, 周囲からのサポートが高い群は低い群に比べ, 高い要求度と低い裁量度であってもストレスのリスクが少ないことが明らかになり, 現在は, 職場のストレスはこの3つの要因によって説明することが一般的になっている。

（2）健康的な職場づくりの始まり

　1990年代に入ると,「健康的な職場」という概念が登場した。米国国立職業安全保健研究所 (NIOSH) は, ストレスの少ない職場と労働生

産性は相反するものではなく，互いに強化できるとする「健康職場モデル」[16)] を示した。健康職場モデルでは，経営方針や組織風土といった「組織特性」が，労働者の健康や業績といった「組織の健康」を左右する重要な要因であるとした。さらにこの「組織の健康」を考慮に入れた対策は，労働者がいきいきと能力を発揮して働くことにつながり，生産性や創造性を高め，結果的に労働者と企業の双方に利益をもたらすと説明した。こうして働く環境をより健康的なものにする取り組みは，労働者だけでなく，使用者にとっても，不可欠なものとなっていった。

6. 誰もがいきいきと働くために

　日本の労働現場においては，長時間労働やメンタルヘルス対策等，健康に働くための様々な予防的対策が講じられてきた。近年，技術革新による産業構造の変化や，急速な少子高齢化による労働力人口の減少により，年齢や性別，健康状態，障害の有無等を問わず多様な人材が能力を発揮していきいきと働くための環境整備がこれまで以上に重要になってきている。2000年前後から，健康障害につながる要因を取り除くという従来の取り組みに加え，個人や組織の強みや成長といったポジティブな要因に着目するアプローチが注目されるようになってきた。仕事における創造性や生産性は，厳しく管理的な環境ではなく，働く個々人が楽しみ，自律した中でこそ発揮されることが近年の研究で明らかになっている。このような流れの中で，新たに提唱されるようになった職場環境や働き方に関連した概念や取り組みについて，解説していく。

（1）ワークエンゲージメント

　ワークエンゲージメントとは，W.B.シャウフェリらにより提唱され，

「仕事に誇りややりがいを感じている」（熱意），「仕事に熱心に取り組んでいる」（没頭），「仕事から活力を得ている」（活力）の３つが揃った状態のことをいう[17]。疲弊しきって仕事への熱意が枯渇してしまうバーンアウト（燃え尽き）の対概念として位置づけられている。仕事に没頭しているという点から，ワーカホリズムとも混同されやすいが，ワークエンゲージメントは「仕事を楽しい」と感じているのに対し，ワーカホリズムは「仕事から離れたときの罪悪感や不安を回避するために仕事をせざるを得ない」と感じており，仕事への向き合い方が異なる[17]とされる。ワークエンゲージメントが高い労働者は，心身の健康が良好であり，生産性も高いことがわかっている。ストレスなく快適に働けるというだけでなく，自分の能力を生かして熱意を持って仕事に没頭し，仕事から活力を得られるという概念は，ディーセント・ワークにも通じる。また，ワークエンゲージメントは，上司や同僚からのサポートや仕事へのポジティブなフィードバックが豊富であるほど高まることがわかっている。

　ワークエンゲージメントに着目することで，こういった職場の良い面を強化する取り組みにつながっていくことも期待できる。

（2）チームの心理的安全性

　多くの仕事は一人では完結せず，他者と協力が不可欠であるため，一緒に仕事をするメンバーとの人間関係は心身の健康に大きく影響する。心理的安全性は，こうした職場のチームメンバーとの関係性の在り方に着目した概念である。1999年にこの概念を提唱したエイミー・Ｃ・エドモンドは「チームの心理的安全性とは，チームの中で対人関係におけるリスクをとっても大丈夫だ，とチームメンバーに共有される信念のこと」と定義している[18]。心理的安全性の高いチームでは，これを言った

ら無能だと思われるのではないか，迷惑だと思われるのではないか，と不安を感じることなく，時には対立するような意見を率直に述べることができ，それによって罰を受けることがない。また，誰かが失敗してもそれを責めず，失敗から学び合い，より良い成果につなげることができる。さらに，安心して意見を交わしながら本来の目的に集中することができる職場は，心身の健康の維持・増進にも大きく寄与する。歴史ある大企業において，隠していた不正が数年越しで明るみに出て，社会的信用が失墜してしまうことがあるが，心理的安全性の低い職場が背景要因の１つであると考えられる。

（3）効果的な休息の取り方

　我が国では，長時間労働だけでなく，休暇の少なさも課題となっている。2019年には，労働基準法が改正され，法定の年次有給休暇付与日数が10日以上のすべての労働者に対し，毎年５日，年次有給休暇を確実に取得させることを使用者の義務とするなど取り組みが進められている。

　休息においてはその量だけでなく，いかに過ごすかという質も重要であることがわかってきている。疲れを癒そうと１日中ゴロゴロと過ごしても，なんだかすっきりせず，疲労が抜けないという経験はないだろうか。心身を良好な状態に保ち，さらに仕事への活力につながる休息の取り方として，「リカバリー経験」という概念がある。リカバリー経験は，①心理的距離，②リラックス，③熟達，④コントロールの４種類からなる（**表9-3**[19]）。この４要素を満たした休み方は，活力や，ストレス対処能力等の個人の資源を回復させ，心身の健康の維持につながるとされる。また，前述のワークエンゲージメントとも高い相関があり，仕事のパフォーマンスを上げることがわかっている。国内の調査[19]では，４つのリカバリー経験のうち，できていると回答した人の割合は，リラッ

表9-3　リカバリー経験

①心理的距離 仕事から物理的にも心理的にも離れており，仕事に関することを考えない状態
②リラックス 心身の活動量を意図的に低減させて，くつろいでいる状態
③熟達 余暇時間における自己啓発を行うこと
④コントロール 余暇時間に何をどのように行うのかを，自分で決められる状態

(厚生労働省ホームページ「令和元年版労働経済の分析―人手不足の下での「働き方」をめぐる課題について―第4節リカバリー経験（休み方）と「働きがい」との好循環の実現に向けて」より筆者作成)

クスが83.6％，コントロールが75％に対し，心理的距離は66.1％，熟達が22.2％と低い傾向があった（**図9-5**）。仕事から離れ，自分にとって有益な啓発活動に取り組めるような休み方・休ませ方が可能となるような環境整備が求められる。

（4）治療と仕事の両立

　診断技術や治療方法の進歩により，がんや慢性疾患を抱えながら長期的に日常生活を維持することが可能になってきた。少子高齢化が進む中，労働人口の3人に1人が何らかの疾患を治療しながら就労している現状において，その支援は，当事者だけでなく国の経済的基盤を維持するためにも重要な課題である。一方で，がん患者に対する調査では，病気を理由に仕事を辞めてしまう人が少なくないことがわかっている。

　2016年2月に厚生労働省は，「事業場における治療と職業生活の両立支援のためのガイドライン」[20]を定め，がん，脳卒中，心疾患，糖尿病，

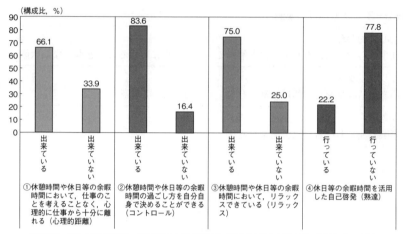

資料出所　(独)労働政策研究・研修機構「人手不足等をめぐる現状と働き方等に関する調査」(2019年)の
　　　　　個票を厚生労働省政策統括官付政策統括室にて独自集計
　　　(注)　本図表における「出来ている(出来ていない)」は，「いつも出来ている(全く出来ていない)」「ど
　　　　　ちらかといえば出来ている(どちらかといえば出来ていない)」を合算している。

図9-5　我が国におけるリカバリー経験の概況
（厚生労働省ホームページ「令和元年版　労働経済の分析―人手不
足の下での「働き方」をめぐる課題について―第4節　リカバリ
ー経験（休み方）と「働きがい」との好循環の実現に向けて」
p.259 より転載）

肝疾患，難病などの疾病を抱える労働者が治療を受けながら働き続けら
れるための取り組みを進めることを推進している。労働者が何らかの疾
病をもちながら働く場合，業務により疾病が増悪しないよう，事業者が
一定の配慮を行うことはすでに定められているが，さらに取り組みを拡
大し，治療と仕事の両立をより推進することがこの制度のねらいであ
る。具体的な取り組みとしては，事業所による基本方針の表明と労働者
への周知，相談窓口の設置，休暇制度や勤務制度の整備などが挙げられ
る。
　両立支援制度は，労働者を大切にする経営理念，困ったときはサポー

トし合えるような人間関係や雰囲気，柔軟な働き方を可能とする休暇や勤務制度などが基盤となり，実現される。このような組織・社会の在り方は，疾患の有無によらず，すべての人の働きやすさにつながっていくものであり，取り組みの意義は高いと考えられる（**表9-4**[21]）。

　放送授業では，企業での取り組みについて，TIS株式会社の人事部でこの制度の企画から運用に携わっている木村奈央さんにお話を伺う。
　講義概要は以下の**コラム**を参照されたい。

表9-4　それぞれの立場からの両立支援の意義

●**労働者**にとっての意義 疾病にかかったとしても，本人が希望する場合は，疾病を増悪させることがないよう，適切な治療を受けながら，仕事を続けられる可能性が高まる。
●**事業者**にとっての意義 疾病による従業員の離職を防ぐことで，貴重な人材資源の喪失を防ぐことが可能となるとともに，従業員のモチベーション向上から，労働生産性の維持・向上にもつながる。
●**医療関係者**にとっての意義 仕事を利用とする治療の中断や，仕事の過度な負荷による疾病の増悪を防ぐことで，疾病の治療を効果的に進めることが可能となる。
●**社会**にとっての意義 疾病を抱える労働者も，それぞれの状況に応じた就業の機会を得ることが可能となり，すべての人が生きがい，働きがいを持って各々が活躍できる社会の実現に寄与することが期待できる。

（厚生労働省ホームページ「がん患者・経験者の治療と仕事の両立支援策の現状について」より）

　≪コラム：TIS株式会社での取り組み紹介≫

　TIS株式会社では，がん，脳・心臓血管疾患・難病を対象に，「仕事と治療の両立支援制度」の運用を開始している。

○制度導入の背景と導入時の検討ポイント

　当社では，「多様な人材活躍」・「健康経営」・「働き方改革」を主軸としたダイバーシティー＆インクルージョンを推進している。「仕事と治療の両立支援制度」は，多様な社員が仕事を通して成長を実感し，人生の質を向上させることを目的とした施策の1つとして検討を開始した。検討にあたり，なぜ仕事と治療の両立を社員に求める必要性があるのかという視点から，対象とする疾患の病態や治療の理解がまず進められた。

○具体的な制度内容

　制度を利用することで，「短時間勤務」・「在宅勤務」・「フレックス勤務」の制度を組み合わせて柔軟に働くことが可能になる。制度導入時は，主治医や産業医の意見・本人の病状や治療状況を踏まえた配慮事項・職場状況を総合的に判断し，適正を評価する。病状悪化の懸念がある場合は休業を促し，回復が良好であれば，制度からの卒業を促す。

○制度を運用するうえで感じた効果と課題

　制度運用開始後の効果としては，就業時間との折り合いがつかず長期休業を余儀なくされたケースでも早期復職が可能となったこと，本人の生きがいの維持，周囲が身近な社員を通じて病気と仕事の両立ケースを体感することにより，働くうえでの安心感を得たことがある。一方で，周囲の過剰な配慮や，本人の治療と仕事を両立するうえでの自覚，制度利用者のケースの多様性など，時間的な負荷コントロールだけでは解決できない課題も感じている。

○治療の場である医療機関に求めること

　診断を受けた患者の中には，就業継続や早期復帰を焦って無理をするケースもある。一方で，できないことばかりに目を向けてしまうことも少なくない。医療の専門家から，健康時との状況の違いを明確に伝えることは，患者が現実を受け止めるために大きな役割を果たすと感じている。

　両立支援制度は，本人や周囲の関係者がお互いの状況を尊重し，ともに成果を生み出すための手段に過ぎない。現在感じている効果と課題を踏まえ，人事として必要な制度の構築とさらなる改善を考えていきたい。

学習の課題

1．日本国内でディーセント・ワークを実現するために，取り組むべき課題について具体的に考えてみよう。
2．働く人のストレスの要因には，どんなものがあると思うか。ストレスのモデルに照らし合わせて整理してみよう。
3．働く人が十分に休息を取り，能力を発揮するためにはどんな環境が必要か。働き方・休み方の両面から考えてみよう。

引用文献・ウェブサイト

1）ILO 駐日事務局．ディーセント・ワーク．
　https://www.ilo.org/tokyo/about-ilo/decent-work/lang—ja/index.htm（2022年6月18日アクセス）
2）United Nations.
　https://www.un.org/sustainabledevelopment/（2022年6月18日アクセス）
3）ベルナルディーノ・ラマツィーニ著，東　敏昭監訳『働く人の病』産業医学振興財団，2015.
4）日本健康心理学会編『健康心理学辞典』丸善出版，2019.
5）安全衛生マネジメント協会．
　https://www.aemk.or.jp/accident/accident03.html（2022年6月18日アクセス）
6）厚生労働省．労働災害発生状況．
　https://www.mhlw.go.jp/bunya/roudoukijun/anzeneisei11/rousai-hassei/（2022年6月18日アクセス）
7）Tetsunojo Uehata：Karoshi due to occupational stress-related cardiovascular injuries among middle-aged workers in Japan. *J. Science of Labour*. 67,(1),(Part II)：20-28, 1991.
8）厚生労働省．過労死等防止対策．

https://www.mhlw.go.jp/stf/seisakunitsuite/bunya/0000053725.html（2022年6月18日アクセス）

9）厚生労働省．令和2年度過労死等の労災補償状況.
　　https://www.mhlw.go.jp/stf/newpage_19299.html（2022年6月18日アクセス）

10）厚生労働省．リーフレット「過重労働による健康障害を防ぐために」.
　　https://www.mhlw.go.jp/content/11303000/000553560.pdf（2022年6月18日アクセス）

11）厚生労働省．働き方改革特設サイト.
　　https://hatarakikatakaikaku.mhlw.go.jp/top/index.html（2022年7月20日アクセス）

12）European Union. Directive 2003/88/EC of the European Parliament and of the Council.
　　https://www.legislation.gov.uk/eudr/2003/88/pdfs/eudr_20030088_adopted_en.pdf（2022年6月18日アクセス）

13）厚生労働省．令和3年就労条件総合調査.
　　https://www.mhlw.go.jp/toukei/itiran/roudou/jikan/syurou/21/dl/gaikyou.pdf（2022年6月18日アクセス）

14）厚生労働省．令和2年　労働安全衛生調査（実態調査）結果の概況　個人調査.
　　https://www.mhlw.go.jp/toukei/list/dl/r02-46-50_kekka-gaiyo02.pdf（2022年7月20日アクセス）

15）Johnson, Jeffrey V. and Ellen M. Hall.,: Job strain, workplace social support, and cardiovascular disease : A cross sectional study of a random sample of the Swedish working population. *American Journal of Public Health.* 78 : 1336-1342. 1988.

16）Sauter, S.L., Mirphy, L.S.「Organization health : A new paradigm for occupational stress research at NAIOSH」『産業精神保健』4 : 248-254，1996.

17）島津明人「職場のメンタルヘルスとワーク・エンゲイジメント」『医療経済研究』31(1) : 15-26. 2019.

18）石井遼介『心理的安全性のつくりかた　心理的柔軟性が困難を乗り超えるチームに変える』日本能率協会マネジメントセンター，東京，2021.

19）厚生労働省．令和元年版　労働経済の分析―人手不足の下での「働き方」をめ

ぐる課題について─第 4 節　リカバリー経験（休み方）と「働きがい」との好循環の実現に向けて.
https://www.mhlw.go.jp/wp/hakusyo/roudou/19/dl/19-1-2-3_04.pdf（2022年 6 月18日アクセス）

20）厚生労働省．事業場における治療と仕事の両立支援のためのガイドライン.
https://www.mhlw.go.jp/content/11200000/000912019.pdf（2022 年 7 月 20 日アクセス）

21）厚生労働省．がん患者・経験者の治療と仕事の両立支援策の現状について.
https://ganjoho.jp/med_pro/liaison_council/lc01/20201105/pdf/20201105_01-01.pdf（2022年 6 月18日アクセス）

参考文献・ウェブサイト

寶珠山務「過重労働とその健康障害いわゆる過労死問題の現状と今後の課題について」『産業衛生学雑誌』45：187-193，2003.
ストレス百科事典翻訳刊行委員会編『ストレス百科事典』丸善出版，2013.
厚生労働省．こころの耳.
https://kokoro.mhlw.go.jp/（2022年 1 月10日アクセス）

10 | 健康に老いることができる社会

濱野　強

《学習のポイント》　日本は人口の少子高齢化が進んでおり，65歳以上人口が
3割に届きそうな状況にある。こうした中で，高齢になっても健康的な生活
を実現できる健康長寿社会の実現が問われている。健康に老いるとはどのよ
うなことであり，また，そのために何が必要なのか，様々な研究成果や事例
から解説していく。
《キーワード》　健康寿命，健康長寿社会，健康な街づくり

1.　少子高齢化が進む我が国の現状と課題

（1）我が国の人口の推移

　総務省統計局が発表している人口推計によると，我が国の総人口
は，2011年以降，減少へ転じている。また，年齢区分別人口の割合は，
15歳未満（2019年：12.1％），および15歳～64歳（2019年：59.5％）に
おいて減少傾向が示されている一方で，65歳以上（2019年：28.4％）の
割合は増加傾向にある。国立社会保障・人口問題研究所による推計によ
ると今後も同様の傾向が続くことが予測されており，65歳以上の人口割
合は，2024年に30.0％，2057年には40.0％に達するとされている。
　こうしたことから，我が国では，高齢になっても健康的な生活を実現
できる健康長寿社会の構築が喫緊の課題となっている。

（2）平均寿命と健康寿命

　今後の健康長寿社会の構築に向けた議論においては，人口の推移に加えて，平均寿命や健康寿命の理解も必要である。平均寿命とは，「０歳の平均余命を表したもの」である。なお，平均余命とは，「基準となる年の死亡状況が今後も変化しないと仮定したときに，各年齢の人が平均的に見てあと何年生きられるのかという期待値を表したもの」である。また，健康寿命とは，一般的に「健康上の問題で日常生活が制限されることなく生活できる期間」を意味している。したがって，健康寿命は，平均寿命より短くなる。

　2021年に公表された資料によると，我が国における2018年の平均寿命は男性が81.4年，女性が87.4年であり，健康寿命は男性が72.6年，女性が75.3年であった。つまり，男性では8.8年（**図10-1**参照），女性では12.1年（**図10-2**参照）の期間において日常生活に支障がある状況が生じている。

（3）要介護度別認定者の推移

　65歳以上の人口割合の進展が著しい我が国において，日常生活を送るうえで支援や介護を必要とする人々の状況はどのようになっているのだろうか。

　要支援・要介護認定者は，年々，増加傾向が示されており，2019年度末において約669万人に達している（**図10-3**）。したがって，健康長寿社会の実現のためには，介護が必要とならないよう地域において保健福祉活動を検討，実施することに加えて，介護保険等のデータ分析が必要である。たとえば，4,089名（男性1,551名，女性2,538名）の介護保険新規認定者を対象とした検討では，介護度が重度となる要因として悪性新生物と脳血管疾患が示されており，高齢期に至るまでの生活習慣病の

166

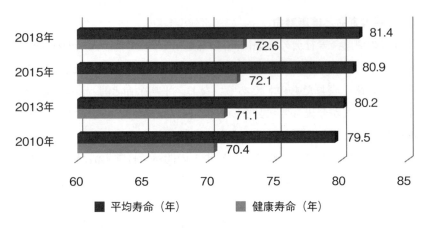

図10-1 平均寿命と健康寿命（男性）
（厚生労働省：第16回健康日本21（第二次）推進専門委員会（令和
3年12月20日）資料に基づき筆者が作成）

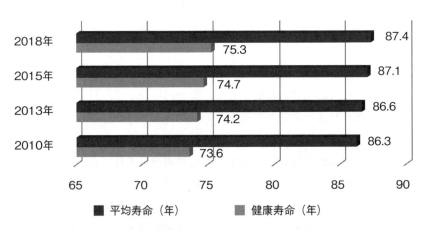

図10-2 平均寿命と健康寿命（女性）
（厚生労働省：第16回健康日本21（第二次）推進専門委員会（令和
3年12月20日）資料に基づき筆者が作成）

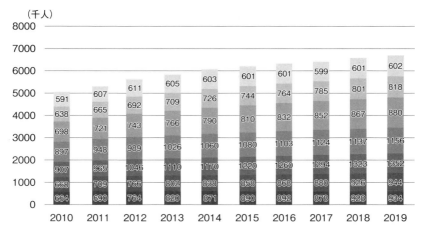

（千人）

■ 要支援1　■ 要支援2　■ 要介護1　■ 要介護2　■ 要介護3　■ 要介護4　■ 要介護5

図10-3　要支援・要介護認定者数の推移
（厚生労働省：令和元年度　介護保険事業状況報告（年報）に基づき筆者が作成）

予防対策が重要であることが指摘されている[1]。

　そこで，次節では，我が国における生活習慣病の予防対策の現状について見ていくことにする。

2.　健康づくりの現状・課題の解決

（1）特定健康診査・特定保健指導

　我が国では，生活習慣病の予防を目的として40歳〜74歳の人を対象にメタボリックシンドローム（内臓脂肪症候群）に着目した特定健康診査（以下，特定健診）が行われており，検査結果に応じて保健師・管理栄養士などによる生活習慣を見直すためのサポート（特定保健指導）が受

けられる仕組みも整備されている。しかしながら，特定健診の受診率は2008年度の制度開始以降において上昇傾向にあるものの約55％（2019年度）であり，生活習慣病の予防対策として地域に根づいた仕組みになっているとは言い難い。こうした状況を改善すべく，特定健診の未受診者を対象とした調査も行われている。たとえば，1,255名（男性639名，女性616名）の特定健診未受診者を対象とした調査では，特定健診を受診しなかった理由として「仕事で都合がつかない」「面倒だった」という理由が上位を占めていたことが報告されている[2]。

　特定健診の未受診者への受診勧奨においては，「毎年，健康診断を受けましょう。そうしないと，生活習慣病のリスクが高まりますよ」などの危機感を煽るメッセージを伝え，行動変容を求めることが一般的な方法として用いられている。しかしながら，上記に示した特定健診の未受診の理由を踏まえると，こうした専門家目線のメッセージを投げかける方法は，未受診者に強制的な印象を与え，抵抗感を煽るだけのメッセージになっている可能性が考えられる。

　そのため，近年では，健康づくりに人々を呼び込む新たなアプローチに対して関心が高まっている。そこで，次節では，Nudge（ナッジ）を活用した取り組みについて紹介する。

（2）Nudge（ナッジ）とは

　Nudge（ナッジ）とは，「注意を引くために肘で人を軽く突く」という意味であり，行動経済学では「人々を強制することなく，望ましい行動に誘導するようなシグナル，しくみ，または戦略」とされている[3]。したがって，人々の行動変容を強制するのではなく，望ましい行動を選択するように"そっと後押し"するという特徴を有していることから，近年では行動変容を促す分野における新たなアプローチの一つとして関

心が高まっている。

　たとえば，我が国では，2017年4月に環境省が事務局を務める日本版ナッジ・ユニット（BEST: Behavioral Science Team）が発足し，関係府省や地方公共団体等の参画に基づき環境・エネルギー分野にとどまらず幅広い分野における課題の解決に取り組んでいる。新型コロナウイルス感染症の対策における活用事例も報告されており，健康分野における取り組みも示され始めている。

　ナッジを活用したアプローチを検討する場合には，英国のナッジ・ユニット（BIT: Behavioral Insights Team）が提唱するフレームワークである「EAST：“Easy（簡単）”，“Attractive（魅力的）”，“Social（社会的）”，“Timely（タイムリー）”」が参考になる。

　筆者と香川県の土庄町は，このフレームワークに基づき特定健診の受診勧奨を行っている。この受診勧奨の取り組みでは，従来の特定健診の案内チラシや広報誌の内容を見直し，以下の工夫を行ったところ，受診率の向上につながった。

●“Easy（簡単）”の視点に基づき，住民の理解が容易となるよう文字数を減らすとともに，伝えたいポイントが明確になるようにレイアウトの改善を試みた。

●“Attractive（魅力的）”の視点に基づき，特定健診は総額で約10,000円の検査内容が含まれているが，600円の自己負担で受診できることを明記した。

●“Timely（タイムリー）”の視点に基づき，作成した案内チラシはこれまでの特定健診の受診歴を踏まえて，最も受診につながる可能性が高いと考えられる時期に対象者へ送付した。

●案内チラシに加えて，町の広報紙には，“Social（社会的）”の視点に基づき「2.5人に1人が受診している」と記載し，特定健診への受診を

促した。

　図10-4は，令和３年度に配布した特定健診の案内チラシである。未受診者を対象としていることから，特定健診の受診がお得であり，かつ，受診までの手順が明確に理解できるよう STSP 1，STEP 2 という形式で作成している点が特徴である。そして，STEP 1 では，特定健診の

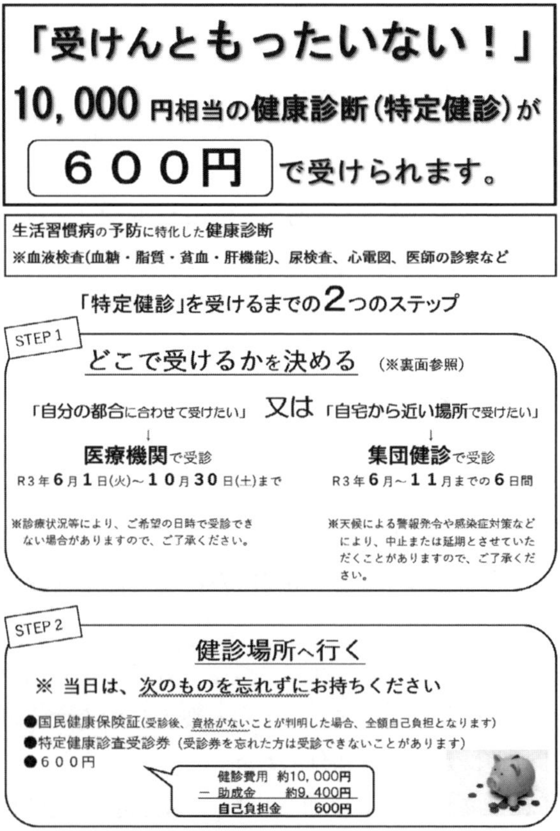

図10-4　土庄町で配布した特定健診の案内チラシ（令和３年度版）

受診が「自分の都合に合わせて受けられる」または「自宅から近い場所で受けられる」ことを紹介し，複数の受診オプションをわかりやすく紹介することで強制的な印象を避けることとした。STEP 2では，文末に“Attractive（魅力的）”を意図した情報を記載することで，対象者の受診喚起を狙った。

　健康情報を伝える場合には，対象者に情報を伝えたい一心で情報量や専門用語が多くなってしまうことがある。健康づくりには，関心層と無関心層が存在していることから，それぞれの目線に応じたアプローチが必要であり，特に無関心層に対してはこうしたナッジを活用した広報が有効である。

3.　健康を社会課題としてとらえる

　長年の喫煙習慣が原因で健康を害したという話を聞いた場合に，その状況をどのように考えることができるだろうか。「本人は，喫煙が健康に及ぼす悪影響を十分に理解していたはずだから，健康を害したのは本人の責任である」と考える人は多いであろう。そのような考え方の一方で，「本人は，喫煙が健康に及ぼす悪影響を理解していたと思うが，それでも喫煙を止めることが出来なかった何らかの理由が存在しているのであろう」と考えることもできる。

　こうした異なる考え方に関して理解を深めるうえでの一助となるのが2020年に厚生労働省が発表した平成30年「国民・健康栄養調査」の結果である（**図10-5**）。この調査からは，「現在習慣的に喫煙している者」の割合が世帯所得（200万円未満，200万円以上400万円未満，400万円以上600万円未満，600万円以上の4グループにより比較）によって異なっている状況を理解することができる。男性では，世帯所得が200万円未

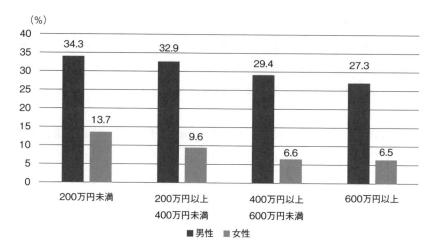

図10-5　男女別での世帯所得と喫煙習慣の関係
（厚生労働省：平成30年度　国民健康・栄養調査に基づき筆者が作
成）

満の集団において習慣的に喫煙している者の割合は34.3％であり，その
割合は世帯所得の上昇に伴って低下し，世帯所得が600万円以上の集団
においては27.3％であった。女性においても同様の結果が示されてお
り，世帯所得が200万円未満の集団において習慣的に喫煙している者の
割合は13.7％である一方で，600万円以上の集団では6.5％にとどまって
いる。その他にも世帯所得により健康行動に違いが生じる状況が示され
ており，たとえば男性で世帯所得が200万円未満の集団において「過去
1年間に健康診断を受診しなかった者（以下，未受診者）」の割合は
40.7％であるが，600万円以上の集団では未受診者の割合が16.7％とな
っており，大きな差異が示されている。また，女性においても世帯所得
が200万円未満の集団における健康診断の未受診者の割合は41.1％であ
るが，世帯所得が600万円以上の集団では26.1％にとどまっている。

　なぜ，世帯所得によって，人々の健康行動に違いが生じるのだろうか。その理由として，世帯所得が限られた人々は，生活上の厳しさから将来に対する希望や健康づくりに対する意欲が湧かない状況に直面している可能性が考えられる。また，ストレスに直面した場合には，友人などとの食事や趣味などを通してストレス解消を目指すことが時間や費用の面から難しく，簡便，かつ比較的低コストであるストレス解消の方法として喫煙を選択している可能性を考えることができる。

　こうした状況下において，世帯収入が限られている人々の喫煙行動にアプローチする場合に，「喫煙は，私たちの健康に悪影響を及ぼすことから，禁煙をしましょう。このまま喫煙を続けていると，必ず体調を崩しますよ」と健康上のリスクを伝えたとしても，人々の行動変容は期待できないだろう。なぜなら，問題の所在は，"生活上の厳しさ"であり，この状況を解消しない限り喫煙というこれまでの行動と決別し，禁煙という新たな行動を獲得するのは困難なのである。したがって，この場合には，金銭的なサポートや安定した雇用の実現が喫煙行動を見直すきっかけになる可能性が考えられる。つまり，一般的な健康教育としてのアプローチではなく，厳しい環境に直面している人々を支える環境づくりが必要なのである。

　このように，私たちが健康的な生活を送るためには，適切な知識や技術を習得することは不可欠であるが，それらに加えて人々が健康づくりを継続できる環境づくりも必要である。健康に対する関心が高く，どのような環境でも自分なりの取り組みを実施できる人々がいる一方で，日常における忙しさやゆとりのなさなどから健康づくりに取り組むことが困難な人々も存在している。健康づくりが限られた人々の恩恵にならないためにも，個人と個人を取り巻く環境に着目した健康づくり活動を地域の実情に基づき進めていく必要がある。

4. 健康長寿社会の構築：健康な街づくりへの視座

　健康づくりの専門家は，一般的に生活習慣の改善を目指して，知識の
伝達や個人への指導を行うが，対象者の行動変容が継続し，成果として
それを実感するまでに至るのは容易でない。たとえば，運動施設に入会
した240名の利用状況に関する調査によると，運動施設を３か月後も継
続して利用していた人は50.8%，６か月後は28.3%，１年後は20.0%と
時間の経過とともに利用率は減少し，継続的な行動変容を期待するのは
難しいことが指摘されている[4]。また，労働者の運動に対する意識調査
では，運動継続群と運動非継続群を比較したところ，運動が健康に及ぼ
す効果に関する認識について両群で違いが示されず，運動非継続者に対
して病気の予防効果等を伝えることにより行動変容を期待する方法には
工夫が必要であると指摘している[5]。つまり，健康づくりに取り組んで
いない人々は，健康づくりの必要性を十分に理解しているが，行動に至
らない理由が存在しているのである。

　こうしたことから，健康づくりには，一般的な知識の伝達や個人への
指導に加えて，環境に対するアプローチも必要となる。この点につい
て，身体活動を例に考えてみよう（**図10-6**[6]参照）。

　私たちの身体活動には，居住地域の環境が影響している。たとえば，
近所に商店街がある人は歩いて買い物に向かうことができるが，それが
難しい場合には車を使用することを選択するだろう。また，ウォーキン
グの必要性を指摘されたとしても，近所に整備された歩道がなく，身の
危険を感じる場合や治安が悪い環境では，そうした行動を選択するのは
難しい。

　この環境と身体活動の関係について，近年では，ウォーカビリティ
（walkability）という視点に基づき議論が進められている。ウォーカビ

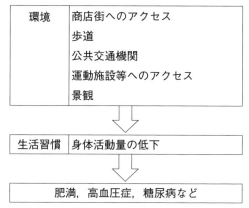

図10-6　環境と身体活動，健康
（井上　茂「運動・身体活動と公衆衛生⑷「身体活動と環境要
因」」『日本公衆衛生雑誌』55⑹：403-406，2008．の図１に基づき
筆者が改変）

リティとは，「歩いて生活しやすい環境であるか」という意味を包含し
ており，ウォーカビリティを高める環境は，健康行動（たとえば，ウォ
ーキング）に限らず，買物や通勤・通学など歩行に伴った行動を促し，
身体活動量の増加につながることが期待されている。具体的には，土地
利用の多様性（住居，商業，教育の機能が混在した土地利用になってい
るか），交通安全（安全に歩くことができるか），景観（魅力ある景色，
街並みの美しさが存在しているか），治安（安心して外出ができるか），
歩道（歩道の有無や歩道が整備されているか）などが評価の視点とな
る[4]。
　このように，私たちの行動には環境が影響を及ぼしていることから，
「健康づくりは，街づくり」と表現することができる。したがって，健
康づくりを進めていくに際しては，保健・医療の専門家に加えて，都市
計画や交通計画，地理学や心理学などの多様な専門家との協働が有益で

ある。たとえば，公（自治体）・民（企業，市民）・学（大学）の連携により進められている「柏の葉国際キャンパスタウン構想」では，ウォーカビリティを高める街づくりの実現に向けた取り組みが進められている。ここでは，8つの基本方針と40の具体的な方法が示され，健康づくりを個人の努力に期待するだけでなく，暮らしているだけで健康を享受できる環境を目指している。

5.　おわりに

　健康長寿社会の構築においては，健康づくりの必要性は理解しているものの行動に至っていない人々へのアプローチが必須となる。先行研究によると，集団において健康づくりに取り組んでいない人々は約7割であり，その中には健康づくりに関する情報収集等を行っていない人々（約7割）と健康づくりの情報収集等を行っているが健康行動にはつながっていない人々（約3割）が存在していることが報告されている[7]。こうした健康づくりの現状と我が国における健康寿命の状況を踏まえ，最後に健康長寿社会の実現に向けた健康づくりのあり方について考えてみたい。

　第一に，健康を目的としてとらえるのではなく，手段として位置づける柔軟な発想が必要である。すでに一部の自治体では，健康づくりを行うことにより商店街で利用可能なポイントや金券がもらえるなどの取り組みが進められている。こうした健康を過度に強調しないアプローチは，人々に「欲しいものがあるから，健康づくりを行ってみよう」という新たな着想をもたらすことができるため，特に健康づくりの無関心層に有効である。本来，健康になることは，私たちの生活を豊かにすることにつながるにもかかわらず，健康づくりの必要性を説かれると後ろめ

たい気持ちになることがないだろうか。専門家の目線にとらわれず，「健康づくりは楽しい」と多くの人々が感じられる仕組みづくりが，これからの健康長寿社会の礎となる。

　第二に，多様な専門家との協働によるアプローチが必要である。ウォーカビリティの事例において紹介したとおり，他の専門分野のアイディアを融合することにより，多くの人々が健康になる可能性が高まる。2016年7月にサービスを開始したスマートフォン用アプリ「ポケモンGo」は，健康づくりに新たな発想をもたらした代表例といえる。米国の18歳〜35歳の560名を対象とした研究では，アプリをインストール後，初週で955歩／日の増加が示されたことを報告している[8]。ただし，6週間後には，インストール前の歩数になっていたことから，今後，行動科学，健康教育学，公衆衛生学などの専門家が各々の専門性よりアイディアを加えることで，将来的には健康づくり活動においてゲームを処方するという新たな方法論の確立が期待できる。第一の話題にも関連するが，従来の方法論を基礎としつつ，新たな発想での健康づくりは多くの人々を健康に導く可能性がある。

　最後に私たちは，男性で約9年，女性で約12年の期間において自立した生活が難しい状況にある。言い換えると，私たちは，病気や日常生活における不自由と共存する時間があり，こうした状況を理解し，包容する社会を目指していく必要がある。たとえば，一般社団法人「注文をまちがえる料理店」では，認知症の方々が抱える課題の理解の促進や，認知症であっても自分らしく暮らせる社会の創造に向けた取り組みを進めている。この取り組みでは，「料理店で働く認知症の方々は，ときどき注文を間違えるかもしれないが，どのメニューも特別に美味しいことから，注文をした人もおおらかな気分になる」という基本姿勢のもとで活動を行っており，従来の認知症の予防，治療という健康づくりのアプロ

178

ーチに新たな視座をもたらしたといえよう。生活上の課題を抱えながら
も自分らしい生活を送れる社会の創造も健康長寿社会の実現に課せられ
た課題である。

1．平均寿命と健康寿命の違いについて説明してみよう。また，各都道
　府県の平均寿命と健康寿命について調べ，都道府県間の違いについて
　確認してみよう。
2．知識の伝達や個人への指導に基づく健康づくりにおける課題解決に
　おいて Nudge（ナッジ）を活用したアプローチはなぜ有効であるの
　か説明してみよう。
3．健康づくりに取り組んでいない人々は，どのような性別，年齢，家
　族構成であるか，また，どのような生活を送っているのか考えてみよ
　う。
4．すべての人が，「病気や日常生活における不自由さと共存しながら
　自分らしい生活を送ることができる社会」とは，どのような社会であ
　るか，考えてみよう。

引用文献

1）高橋恭子・築島恵理「介護保険新規認定者において要介護度が重度となる原因
　疾病の検討」『日本公衆衛生雑誌』64(11): 655-663, 2017.
2）原田亜紀子・吉岡みどり・芦澤英一・木下寿美・佐藤眞一「特定健診未受診者
　に関連する要因の検討：千葉県匝地区国民健康保険加入者に対する調査」『日

本公衆衛生雑誌』66(4)：201-209，2019.

3）イチローカワチ・福田吉治「第8章　多様な介入レベルB行動経済学」日本健康教育学会編『健康行動理論による研究と実践』. 医学書院，東京，2019，238-258.

4）井上茂「＜特集3　安寧の都市ユニットセミナー＞都市のwalkabilityと生活習慣病」『安寧の都市研究』2：39-50，2011.

5）江口泰正・井上彰臣・太田雅規・大和浩「運動継続者に見られる継続理由の特色—労働者における運動継続への行動変容アプローチに関する研究—」『日本健康教育学会誌』27(3)：256-270，2019.

6）井上茂「運動・身体活動と公衆衛生⑷「身体活動と環境要因」」『日本公衆衛生雑誌』55(6)：403-406，2008.

7）塚尾晶子・久野譜也「健康無関心層への情報提供を可能とするインフルエンサー養成200万人プロジェクト」『介護福祉・健康づくり』4(1)：47-53，2017.

8）Howe, KB., Suharlim, C., Ueda, P., Howe, D., Kawachi, I., Rimm, E.B.: Gotta catch'em all! Pokémon GO and physical activity among young adults : difference in differences study. *BMJ*, 355, i6270, 2016.

参考文献・ウェブサイト

大竹文雄『行動経済学の使い方』岩波新書，東京，2019.

厚生労働省. 受診率向上施策ハンドブック明日から使えるナッジ理論.
　https://www.mhlw.go.jp/content/10900000/000506624.pdf（2022年2月12日アクセス）

小国士朗『注文をまちがえる料理店』あさ出版，東京，2017.

11 | 日本の保健医療制度を知る

松繁卓哉

《**学習のポイント**》 諸外国の医療提供体制を見比べてみると，国ごとにかなり異なっていることがわかる。日本では一般的なことが，他の国では例外的なことも多々ある。本章では，日本を含めた各国の医療制度を俯瞰したのち，制度の違いが人々の受療行動に及ぼす影響について考えていく。また，より良く医療サービスと付き合うためにも知っておくべき医療制度に関する知識を解説する。

《**キーワード**》 医療保険，かかりつけ医，フリーアクセス，セカンドオピニオン

1. 日本の医療提供体制

（1）医療保険とは

　日本の医療体制がどのようにして成り立っているのかということを，これまでに深く考えてこなかったという方々にとっても，自分自身が実際に医療を受けたときに支払う金額が，実際にかかった医療費の一部であるということは知っていることだろう。後述するように，一部の例外はあるものの，現役世代の人々が医療費として負担するのは実際にかかった医療費の3割となっている。では，それ以外の7割は誰が負担しているのだろうか。そして，その費用は何を財源としているのだろうか。

　世界各国の医療費の財源となっているのは大きく分けて2つある。「税」と「医療保険」である。税というのは私たちが納める税金であり，

消費税や所得税など私たちの生活に関わりが深く，比較的わかりやす
い。では，医療保険とは何だろうか。日本の医療提供体制は基本的に，
この医療保険の仕組みを取っている。日本の医療体制を知るためには医
療保険を知ることが重要となる。

　「保険」というものは，保険に加入している人すなわち「被保険者」
が納める「保険料」を財源とし，定められているルールに則って，必要
な場合に被保険者に「保険金」が給付されるものを指す。なお，保険に
加入する人を「被保険者」と呼ぶのに対し，保険制度の運営者の方を
「保険者」と呼ぶ。これを医療保険に当てはめていえば，私たち国民が
納める医療保険料が税源として集められ，私たちが病気やケガをして医
療機関を受診した際に，自己負担以外の７割の部分が保険者から給付さ
れる。

　日本の医療保険の制度の特徴は，しばしば「国民皆保険」という言葉
で表される。これは，文字どおり国民全員が医療保険の仕組みにカバー
されていて，必要な時に保険給付として医療費が保険者から医療機関へ
と支払われることを意味する。しかし，ここで疑問を持つ人もいること
だろう。生活困窮状態にある人々，収入のない子ども，高齢者などは，
保険料を納めることが困難である。非正規雇用の労働者など，安定した
収入を得られない人々もいる。そのような中で「国民皆保険」は可能な
のだろうか。可能だとすれば，どのようにして運営されているのだろう
か。

（２）日本の公的医療保険

　厳密にいえば，「医療保険」には「公的医療保険」と「民間医療保険」
とがある。前節で「国民皆保険」として説明したのは前者であり，国や
自治体が整えてきた制度である。後者は，テレビのコマーシャルで見ら

れるように民間会社が運営するもので，「がん保険」などのように，保険ごとに固有の給付範囲が設定され，加入は任意である。

　日本の公的医療保険の制度は，大きく分けて次の3つから成る。「被用者保険制度」「国民健康保険制度」そして「後期高齢者医療制度」である。被用者保険制度とは，民間企業や公的機関などに勤務する，いわゆる「被用者」とその扶養家族が対象となっている制度を指す。被用者は，毎月の給与から，いわゆる「天引き」の形で保険料が徴収されている。では，ここで徴収された保険料は，どこで集められ，だれが管理しているのだろうか。勤務している企業が中小企業の場合，「全国健康保険協会（協会けんぽ）」という組織が保険者となっており，大企業の場合は「健康保険組合」が保険者となって管理・運営をしている。全国健康保険協会は都道府県単位で支部があり，各支部で財政運営を行っている。健康保険組合は，単一企業または同業の複数企業が共同して健康保険組合を設置して運営を行っている[1]。

　民間企業や公的機関に勤務していない自営業者や退職者を対象としているのが「国民健康保険」である。国民健康保険の保険者は，市町村および「国民健康保険組合」と呼ばれる組織である。この国民健康保険組合は，医師，薬剤師など特定の業種について組織されている。市町村が管理運営する国民健康保険は，しばしば省略して「市町村国保」と称される。市町村国保の被保険者には，高齢者や被用者保険制度に加入できない低所得者が多いことから，財政基盤が弱く，国や都道府県からの公費が投入されて運営されている[1]。

　75歳以上の人々，すなわち後期高齢者を対象とするのが後期高齢者医療制度である。**図11-1**[2] は，医療費・自己負担額および保険料を年齢階級別に示したものである。グラフが示すとおり，高齢になるほど医療ニーズが高く，現役世代の保険料によって医療保険体制が維持されてい

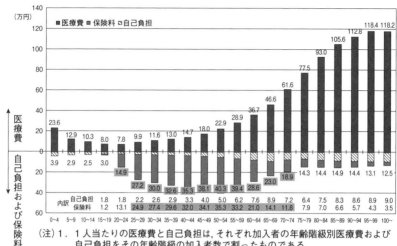

(注) 1. 1人当たりの医療費と自己負担は，それぞれ加入者の年齢階級別医療費および
自己負担をその年齢階級の加入者数で割ったものである。
2. 自己負担は，医療保険制度における自己負担である。
3. 予算措置による70〜74歳の患者負担補塡分は自己負担に含まれている。
4. 1人当たり保険料は，被保険者（市町村国保は世帯主）の年齢階級別の保険料
（事業主負担分を含む）を，その年齢階級別の加入者数で割ったものである。
また，年齢階級別の保険料は健康保険被保険者実態調査，国民健康保険実態調
査，後期高齢者医療制度被保険者実態調査等を基に推計した。
5. 端数処理の関係で，数字が合わないことがある。

図11-1　**年齢階級別1人当たり医療費，自己負担額および保険料の比較**
（年額）
（平成29年度実績に基づく推計値）
（厚生労働省保険局調査課：平成29年度医療保険に関する基礎資
料．より転載）

る。なお，後期高齢者医療制度の財源は，各医療保険制度からの支援金
（約4割）と公費（約5割），そして，後期高齢者自身の支払う保険料
（約1割）で賄われるようになっている。

（3）診療報酬

前節では日本の医療保険の概要について見てきた。患者自身が負担す

184

る医療費以外の部分は，保険者から医療機関に支払われている。この保険者から支払われるものを「診療報酬」と呼んでいる。医療機関が受け取る報酬は，その医療機関が実際に行った診療の内容に応じて算定される。医療機関は「レセプト」と呼ばれる診療報酬明細書を作成し，その内容に問題がないかを審査する「支払審査機関」の審査を受ける（**図11-2**）。

　日本では，医療機関で行われている様々な診療行為の一つひとつについて点数が定められている。処方される薬，一つひとつについても「薬価」が定められており，これらの数値が診療報酬を決めることとなり，医療機関が独自に診療行為や薬の金額を決めることが出来ない。

　診療報酬は2年に1回，改定されることとされている。通常，診療報酬の改定に際しては，厚生労働大臣の諮問機関である社会保障審議会で議論が行われ，基本方針が固められる。その後，個別の診療報酬の項目

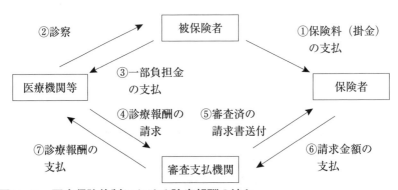

図11-2　医療保険体制における診療報酬の流れ
（厚生労働省社会保障審議会資料「現行の診療報酬体系」
https://www.mhlw.go.jp/shingi/2006/10/dl/s1005-4e.pdf より転載）

について，厚生労働大臣の諮問機関「中央社会保険医療協議会（中医協）」の審議を経て，改定へ至る。

　こうして，公定価格として全国一律の価格が定められることにより，適正さや公平さを保つような仕組みが整えられている。このように，診療報酬が，診療行為の点数および薬価の合計で計算される方式を「出来高払い」と呼ぶ。出来高払いの仕組みでは，医療機関が診療行為・薬の処方を行えば行うほど報酬が増えることから，不必要な診療・投薬が起こりうるというデメリットもある。そこで，2003年より一部の医療機関で「包括払い（Diagnosis Procedure Combination：DPC）」と呼ばれる，一つひとつの診療行為ではなく一連の医療サービスを一括りとして診療報酬を設定する仕組みも取り入れられることとなった。

2.　日本の保健事業体制

　次に，日本における保健事業の概要を見ていこう。ところで「医療」と「保健」とは，何がどのように違うのだろうか。前節では「医療保険」の話が出てきたので，そもそも「保険」と「保健」との混同もありうるので，ここで整理しておこう。

　すでに見てきたように「保険」とは，英語で言う"insurance"であり，保険に加入している人々（被保険者）が支払う保険料を集め，必要な人（医療保険の場合は患者）に定められた金額（医療費）を給付するものである。これに対し，「保健」とは，書いて文字のごとく，健康を保つこと・病気の予防に努めることを指す。つまり，病気を未然に防ぐよう取り組むのが「保健」であり，病気になった際に治療にあたるのが「医療」となる。

　日本では，都道府県・指定都市・中核市などに設置される「保健所」

と，市町村に設置される「市町村保健センター」が保健事業の拠点となっている。保健所・市町村保健センターでは，様々な保健に関するサービスや指導が行われている[3]。例として，がん検診，妊産婦・乳幼児に対する健康診査・保健指導，保健師による健康相談，そして，近年では新型コロナウイルスの感染拡大で広く知られるところとなった感染症対策がある。保健所では，さらに幅広い事業を行っており，人々の快適な生活環境を保つため，大気汚染・水質汚濁の対策や，食中毒の原因調査・予防，理容／美容業などの生活衛生関係営業施設の衛生管理指導，動物愛護や狂犬病予防，毒劇物の取扱の規制などがある[3]。

　保健所が行う業務は，「対人保健分野」と「対物保健分野」に大別される（**図11-3**）。前者は，感染症対策，エイズ・難病対策，精神保健対策，母子保健対策と，人を対象とする業務から構成されている。後者には，食品衛生関係，生活衛生関係など，飲食や衛生に関する営業許可・指導・検査が含まれる。このように，私たちの日々の生活に深くかかわっている保健事業の体制が整備されているからこそ，私たちの日々，快適で健康な生活が保たれており，病気を未然に防ぐことが出来ることで，医療費の抑制にも重要な役割を果たしていることを知っておかなければならない。

3. 諸外国の医療制度

（1）税方式の医療体制：英国

　さて，ここまで日本の保健・医療体制の概要について見てきた。次に，諸外国の医療体制について見てみよう。日本で公的医療保険の制度を採用した，国民皆保険の医療体制が整えられてきたことは，すでに見てきたとおりである。しかしながら，すべての国がこのような医療保険

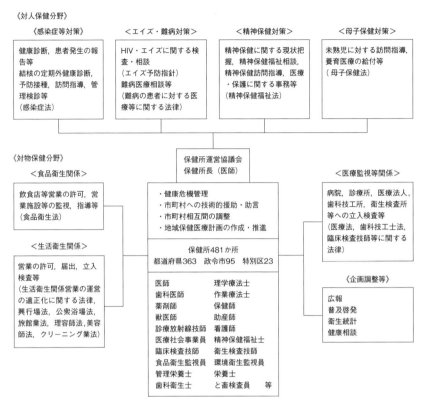

〈対人保健分野〉
《感染症等対策》
健康診断，患者発生の報告等
結核の定期外健康診断，予防接種，訪問指導，管理検診等
（感染症法）

＜エイズ・難病対策＞
HIV・エイズに関する検査・相談
（エイズ予防指針）
難病医療相談等
（難病の患者に対する医療等に関する法律）

＜精神保健対策＞
精神保健に関する現状把握，精神保健福祉相談，精神保健訪問指導，医療・保護に関する事務等
（精神保健福祉法）

＜母子保健対策＞
未熟児に対する訪問指導，養育医療の給付等
（母子保健法）

〈対物保健分野〉
＜食品衛生関係＞
飲食店等営業の許可，営業施設等の監視，指導等
（食品衛生法）

＜生活衛生関係＞
営業の許可，届出，立入検査等
（生活衛生関係営業の運営の適正化に関する法律，興行場法，公衆浴場法，旅館業法，理容師法，美容師法，クリーニング業法）

保健所運営協議会
保健所長（医師）

・健康危機管理
・市町村への技術的援助・助言
・市町村相互間の調整
・地域保健医療計画の作成・推進

保健所481か所
都道府県363　政令市95　特別区23

医師	理学療法士
歯科医師	作業療法士
薬剤師	保健師
獣医師	助産師
診療放射線技師	看護師
医療社会事業員	精神保健福祉士
臨床検査技師	衛生検査技師
食品衛生監視員	環境衛生監視員
管理栄養士	栄養士
歯科衛生士	と畜検査員　　等

＜医療監視等関係＞
病院，診療所，医療法人，歯科技工所，衛生検査所等への立入検査等
（医療法，歯科技工士法，臨床検査技師等に関する法律）

〈企画調整等〉
広報
普及啓発
衛生統計
健康相談

図11-3　保健所の活動
（厚生労働省．平成30年版厚生労働白書　資料編．2018，p.57．より転載）

方式で医療を運営しているわけではない。

　たとえば，英国では税を財源とした国営サービスとして医療が提供されている。National Health Service（NHS）と呼ばれる，国営の保健医療サービスが中心となっていて，その他に民間保険や自費によって支払われる，いわゆる「プライベート医療」も存在し，国の医療費全体の1

割強を占めている[4]。NHS が提供するサービスは，全居住者を対象とし，予防医療，リハビリ他，包括的な保健医療サービスが含まれており，原則自己負担はない（ただし外来処方薬や歯科治療を受ける際に定額負担がある）。こうした保健医療の包括的サービスが NHS 体制で提供されているところが，保健所を拠点とする「保健」の事業と，医療保険制度で運営されている「医療」とに分かれる日本の仕組みと異なるところである。

　また，英国には General Practitioner（GP）と呼ばれる医師がいる。日本語で表すとすれば「かかりつけ医」「家庭医」といった存在である。特徴的なのは，NHS の保健医療サービスを受けようとする際には，必ず居住地域の GP に登録をし，GP の診察を受けた後，さらに専門的な医療機関で治療を受ける必要があると GP が判断した場合に専門的な医療を受けることができる仕組みになっている。こうして，かかりつけ医が受け持つ初期の対応・初期医療のことを「プライマリ・ケア」と呼び，GP では治療が難しい専門的医療サービス・二次医療のことを「セカンダリ・ケア」と呼んでいる。

　ここで重要な点は，専門的な治療を行うセカンダリ・ケアでは，薬剤や手術等により医療費がかさむという点にある。医療費抑制の観点から，セカンダリ・ケアは，本当にそれが必要な人だけに提供されるように管理することが重要となってくる。英国で NHS による医療を受けようとする場合には，GP は最初のコンタクト・ポイントとなっており，その人に本当に必要なサービスが何であるのかを見極める役割を担っているのである。こうしたことから，GP の果たす役割を「ゲートキーパー（門番）」と表現することがある。こうした GP の仕組みのない日本では，制度上はだれでもが自身の希望に基づいて専門医療の機関を受診することが可能となっている。こうした日本の特性を「フリーアクセ

ス」（つまり，自由に各種医療にアクセスできる仕組み）と表現されて
きた。しかしながら，昨今は日本でも医療費抑制や医療の適正化等の観
点から，GP制度の導入を検討する取り組みがなされてきている。

（2）米国・ドイツ・フランス

　米国は基本的に民間保険が大きな割合を占めている。多くの現役世代
の人々は，勤務する企業・所属する団体などを通じて民間保険に加入を
している。保険がカバーする内容は，それぞれの保険によって大きく異
なっている。保険に加入していない者は自費による負担となる。
　また米国では特定の受給資格を満たす人を対象とする公的医療保険が
２種類ある。１つは，「メディケア」と呼ばれるもので高齢者・障害者
を対象にしており，もう１つは「メディケイド」と呼ばれるもので低所
得者を対象としている。前者は連邦政府が運営し，後者は州政府と連邦
政府によって運営されている。基本的に米国で医療を受ける場合には，
英国と同じくかかりつけ医の診察を受け，必要に応じてかかりつけ医の
推薦する専門医の治療を受けることとなる。
　ドイツは日本の制度に近く，一定の割合の高所得者を除く国民の大半
（９割程度）が公的医療保険に加入している。その他の１割程度は，経
済的に比較的恵まれた層を対象とする民間保険が並立している。公的医
療保険に加入していない高所得者は民間保険の加入が義務づけられてお
り，この点では，日本と同じく「国民皆保険体制」であると見ることが
できる。外来診療では基本的に自己負担はなく，入院や処方薬に関して
一定程度の自己負担が課される。
　フランスも，日本やドイツと同様に公的医療保険制度の国であり，国
民皆保険の体制が整えられている。自己負担は，2018年時点で外来３
割，入院２割，薬剤３割５分となっている[5]。日本の場合，医療機関や

薬局の窓口で自己負担分だけを支払えばよいが，フランスの場合は，一旦全額を支払い，その後，医療保険でカバーされる分が償還される仕組みになっている（入院の場合は医療機関へ直接給付される）。また，日本では，退職し勤務先の所属がなくなると保険の種類が変わることになるが，フランスの場合は退職後も就労時に加入していた保険に加入し続けることになっている。

4. 医療制度と健康行動

　日本を含め，ここで挙げた英国・米国・ドイツ・フランスでは，いずれも膨張する医療費が問題となっており，これを是正することが国政の中心課題の一つとなっている，対策として自己負担や保険料の引き上げのみならず，不必要な医療を生み出さないための方策として，先述のように，包括払いを導入したり，かかりつけ医によるゲートキーピングを徹底したりなど様々な工夫がなされている。また，その人の心身の状態に対し本当に必要な治療が提供されているかどうか，発生している費用に見合う効果が得られているかどうか（非常に高額の医療費がかかっているにもかかわらず，微小な効果しか得られていないか）という観点から，医療の「費用対効果」「適正化」を検討する取り組みが各国で行われている。

　病気やけがをすれば人は医療機関を訪れる。しかしながら，その国の医療制度が異なると，医療の受け方だけでなく，提供される医療の在り方にも大きな違いが生まれてくることを理解しておくことは非常に大切である。本章ではすでに，日本における診療報酬が，それぞれの診療行為につけられている点数や薬価によって確定することを見てきた。すべての国がこのような仕組みを採用しているわけではない。たとえば，前

節では英国の GP（かかりつけ医）について述べたが，GP らの報酬は，登録をしている住民数に基づく包括報酬が中心となっており，これに加え部分的に成果報酬がつく仕組みになっている。こうした違いは，どのような結果を引き起こすのだろうか。

　考えてみよう。出来高払いの仕組みでは，診療行為を多く行えば行うほど，処方薬を多くすればするほど，報酬の額は多くなる。一方，英国のように登録住民数を基にした包括報酬の場合，どれだけ診療行為や処方薬を増やしても包括報酬は一定である。こうした点から，出来高払いは「過剰医療（不必要な医療を多く提供する）」を，そして包括報酬は「過少医療（必要な医療が十分に提供されない）」を引き起こしうるという指摘がこれまでにも出されてきた。

　日本のように「フリーアクセス」と呼ばれるような医療体制の国に暮らしていると，これが世界的にも「当たり前」であるかのような認識を持ってしまうが，必ずしもすべての国でこうした体制があるわけではない。「フリーアクセス」にも長所と短所がある。自由に医療機関を訪れることができるので，自身にとってより納得のできる治療を選ぶことができるかもしれない。念のために他の病院の診察も受けておきたいと考えるのであれば，「セカンドオピニオン」を求めることができる。本人が望めば，いろいろな医療機関でも訪れることができ，一部の自己負担のみで希望するサービスを受けられるのであるが，その医療費の大半は医療保険からまかなわれている。このことが医療費の膨張に結びついている。

　こうした「フリーアクセス」については，近年，急速に管理が進められている。日本では，2016年より「特定機能病院」や病床数500以上の「地域医療支援病院」などの大きな病院を，かかりつけ医などの紹介状なしに受診する場合，「選定療養費」として初診時5,000円（歯科は3,000

円）以上を診察料とは別に支払うことが義務づけられた。こうした制度を設けることによって，初期症状の診察は地域の診療所で，高度な医療は大きな病院でというように，人々の受療行動がコントロールされていることを理解しておくことが重要である。

5.　まとめ

　日本を含む世界各国で，20世紀以降急速に医療体制が整えられてきた。「国民皆保険」という言葉が表しているように，高齢者・障害者・低所得者への制度を整え，必要であればすべての人が医療を受けられる仕組みがつくられてきた。その一方で，医療体制の違いによって，過剰医療や過少医療を生み出しかねない構造があることも見てきた。

　一見，世界共通に見えるような「医療」でも，国が違い，制度が違い，文化や歴史が異なれば，私たちが経験する内容は大きく異なってくる。前節で「セカンドピニオン」の話が出てきたが，この慣習が比較的浸透している米国では，訪れた医療機関で，診察が終了したときに医師の方から「セカンドオピニオンを受けますか？」と尋ねてくることが一般的である。患者にとっては，心の中で思ってはいても言い出しにくい質問だからである。診察した医師の紹介状がなければ，セカンドオピニオンを求めに行った次の病院で初めから検査を受け直すこととなるだろう。米国ほどセカンドオピニオンが浸透していない国では，医療機関との関係に苦心したり，テンションを伴う場面を経験したりする患者もいることだろう。

　医療の制度について理解を深めることは，自身が医療機関を訪れる際の一助となる。また，国の医療制度をつくるのは政治家や医療者だけでなく，私たち生活者一人ひとりが上げる声も重要である。私たち生活者

は医療について詳しい知識を持たず，治療の話になると一層わからないことだらけとなる。しかしながら，どのような国の医療制度であっても，本来，医療を受ける私たちは，大きな経済的・心理的負担を伴うことなく，十分に納得して，後悔することのないよう，不安や疑問をきちんと取り除かれたうえで，医療を受ける権利があるはずである。様々な医療制度についての情報を収集し，より良い医療にするために必要なことが何であるのかを考えることは，私たち自身にとって大切なことである。

学習の課題

1. 医療制度を整備し維持していくうえで留意していかなければならない点には，どのようなことがあるだろうか。「国民皆保険」「アクセス」「医療費」「自己負担」「過剰医療」など，本章で出てきたいくつかのキーワードを振り返りながら考えてみよう。
2. 世界各国で医療体制の持続可能性が危ぶまれ，対策が講じられてきている。少子高齢社会の到来の中で医療体制を持続していくために，あなたはどのようなことが重要だと考えますか？

引用文献・ウェブサイト

1）尾形裕也編『医療経営士初級テキスト（第4版）日本の医療政策と地域医療システム─医療制度の基礎知識と最新動向』日本医療企画，東京，2018，p.6.
2）厚生労働省保険局調査課．平成29年度医療保険に関する基礎資料．
　　https://www.mhlw.go.jp/content/nenrei_h29.pdf（2022年6月17日アクセス）

3）厚生労働省．平成30年版厚生労働白書　資料編．2018，p.57.
https://www.mhlw.go.jp/wp/hakusyo/kousei/18-2/（2022年6月17日アクセス）
4）厚生労働省．資料編：諸外国における医療提供体制について．2018.
https://www.mhlw.go.jp/file/06-Seisakujouhou-10800000-Iseikyoku/005_3.pdf
（2022年6月17日アクセス）
5）厚生労働省．第3回　上手な医療のかかり方を広げるための懇談会（参考資料
3）「社会保障制度等の国際比較について」．2018.
https://www.mhlw.go.jp/content/10800000/000394936.pdf（2022年6月17日　ア
クセス）

12 | 保健医療の専門家と患者の力

松繁卓哉

《学習のポイント》 20世紀後半以降，社会状況が変容するとともに，医療者と患者の関係性にも変化が現れた。そうした中で，患者自身の考え・経験・情報などが医療においてますます重視されるところとなった。健康や病いに対する人々の考え方がますます多様化する今日において，医療者は，そして患者は，それぞれにどのようなことに留意する必要があるのか。医療者と患者の関係性に生じた変化を見ていきながら考えていく。
《キーワード》 疾病構造の変化，患者—医療者協働の医療，患者の力，エキスパート・ペイシェント

1．医療者—患者関係の変容

（1）患者役割

　21世紀に入り，人々の価値観や社会環境が大きく変化する中で，医療のあり方も大きく変わっている。医療が変わった部分として，先端医療の治療技術や新しい医療機器などのハード面が挙げられるが，同時に，医療に従事する人々と患者との関係性というソフト面にも変化が起きている。社会が変容する中で医療者—患者関係にはどのような変化が生じているのだろうか。

　病気になったりけがをしたりすると，その人の日常は様々な面で変更を余儀なくされる。20世紀に活躍した米国の社会学者タルコット・パーソンズ（Talcott Parsons）は「患者役割（sick role）」という概念を用い

て社会における「患者」という存在について説明を行った。パーソンズによれば，人がひとたび患者になると，通常の社会役割（職場における「従業員」，家庭における「夫／妻／親」，学校における「学生」など）が一時的に免除される存在になるという[1]。しかしながら，単に通常の役割が免除されるだけではなく，患者となったことで新たな役割が発生するとされている。

　第一に，回復へ向けて専念することが患者の役割として期待される。そして第二に，専門家である医療者の指示に従い，可能な限り早く病気を治し，通常の社会役割に戻ることである。社会というシステムを，それを構成する人間および組織のもつ機能から説明を試みようとしたパーソンズにとって，「患者」になるということは，通常の社会役割からの「逸脱」の状態であり，いち早く回復し通常の社会役割に戻ることに専念する存在として位置づけられている。一方，医療者・医療機関は患者役割を管理する機能を有するものとして説明された。

　しかしながら，20世紀後半以降の様々な社会状況の変容が，患者という存在，そして患者と医療者との関係性にも変化を及ぼすところとなった。

（2）疾病構造の変化

　第2章で見てきたように，20世紀の後半は疾病構造の変化が生じた時代とされてきた。ここでいう疾病構造とは，人々が罹患する疾病の種別とその相対的割合のことを指し，一般的には，かつて人口のうち多くの割合の人々が感染症に罹患したり死亡したりしていた状況から，その後いわゆる「生活習慣病」が高い割合を示すような状況へと変化してきたことを指している。疾病構造の変化は医療者—患者の関係性にどのような変化をもたらしたのだろうか。

　政府の統計で人々の死因の年次推移を見てみると，昭和22（1947）年
の時点で死因の1位・2位は結核と肺炎が占めていたが，平成22
（2010）年には，それぞれ悪性新生物（がん）と心疾患が占めるように
なった[2]。第2章の**図2−1**が示すように，かつての死因1位であった結
核は，平成の時代以降は低い割合にとどまっていることがわかる。治療
薬・治療法の発展によって感染症のコントロールが向上してきた一方
で，文字どおり人々の「生活習慣」が影響してくるとされるがんや心疾
患，脳血管疾患に多くの人々が罹患するようになったことで，医療者は
患者の日常生活に，かつてよりも深くかかわるところとなったのであ
る。

　上記のことを踏まえ，治療の現場に起こった変化について考えてみよ
う。感染症に対する治療において，重症化しているケースでは多くの場
合，緊急の処置が必要とされることは医療の専門家ではなくても多くの
人々にとって想像に難くないだろう。一方，生活習慣病（糖尿病，が
ん，高血圧症，その他）の患者のほとんどは，日常生活を続けながら継
続的に医療者からの指示・助言・治療を受けている。したがって，医療
者は自ずと患者の日常生活の状況に目配りをしなければならなくなり，
一方の患者は，仕事，家庭，人生設計などに照らし合わせながら，治療
のあり方について自ら考えることが重要なこととなっている。このよう
な状況変化が，医療者と患者とのかかわり方としてのあるべき姿にも変
容をもたらしてきたのである。

（3）健康観の多様化

　先に挙げたパーソンズの「患者役割」は，その後，批判的にとらえ直
されるところとなった。社会学者のユージーン・B・ギャラガー
（Eugene B. Gallagher）は，パーソンズが活躍した20世紀後半に疾病構

造の変化が顕著になった状況を踏まえ，もはや「患者役割」が想定するような，通常役割から切り離され単に治療のみに専念するような患者像が現実的でなくなっていることを指摘した[3]。実際に，今日の多くの慢性疾患の患者は，職場や家庭や学校などで，通常の社会役割を果たしながら治療を続けている。

　「患者役割」のように，通常の社会役割から離れ治療に専念するかどうかは，現在では，社会が要求すべき事柄ではなく本人の意思が尊重され，本人によって決められるべきものと考えられるところとなった。治療の内容についても同様のことがいえる。1980年代から90年代にかけて，医療において「インフォームド・チョイス（informed choice）」という言葉が用いられるところとなった。医療者から患者へ，治療に関してのわかりやすく十分な説明を受けたうえで治療内容について患者が同意する「インフォームド・コンセント（informed consent：説明と同意）」をさらに発展させた考え方として，インフォームド・チョイスは，可能な複数の選択肢のメリットとデメリットについて熟考しながら患者自身が選択をすることを可能にする医療のアプローチとして知られている。

　たとえば，がん治療においては，手術療法，化学療法（抗がん剤治療），放射線療法などがあり，複数の選択が可能な場合にはインフォームド・チョイスが奨励されている。「治癒」「延命」「仕事」「家庭生活」「QOL」「信仰」「信念」など，多種多様な判断基準が存在し，それぞれに対する重みづけや優先順位は人によって異なるものである。何をおいても延命を重視する人もいれば，仕事やQOLにプライオリティを置く人もいる。こうした医療に対する考え方や健康観の多様化が21世紀以降の医療者―患者関係においてますます色濃くなっている。

　もっとも，患者は医療の専門家ではないので，それぞれの選択肢につ

いて必ずしも熟知しているわけではないため，選択は容易ではない。そこで医療者は，患者や家族が適切に理解できるように説明を行うことが重要となる。「患者役割」における医療者は，優れた治療技術を持ち，速やかに患者を回復させる専門家であることが主要な役割であったが，健康観が多様化する今日の医療者には，上記のような，患者の考えに寄り添う姿勢が求められている。

（４）「治す医療」から「支える医療」へ

　疾病構造の変化が顕著になる前の時代，すなわち，肺炎や結核などの感染症や急性疾患が医療の対象の大きなヴォリュームを占めていた20世紀前半までの社会においては，病気を治し，患者を回復させることこそが医療の果たすべき役割と考えられてきた。医師であり医療管理学の研究者の長谷川敏彦は，21世紀の社会が迎えた数々の社会変化（人口の高齢化，多疾患患者の増加，脱施設化，その他）を経て，医療の主たる目的が変容したことを論じ，これを「治す医療」から「支える医療」への転換であるとした[4]。長谷川によれば，高齢で複数の疾病を併存する患者にとっては，すべての疾病の完全な治癒を目指すことは現実的ではなく，むしろ患者本人の生活の質の向上を目指し，改善をはかることが重要であるとされている。

　「生活の質を改善する」ということは，必ずしも住環境や食生活，経済状況を改善するということを意味しているわけではない。特に疾病のある者にとっては，疼痛をはじめ様々な不快な症状を伴うことが多いため，家庭や職場や学校で過ごす時間の中で，それらの症状が生活の質に著しい影響を及ぼす。このため医療者は，どのような症状が，患者の生活の中のどのような場面で影響を及ぼしているかを理解し，それを取り除いたり緩和したりすることに注力することが求められる。

　しかしながら，患者の生活の具体的な状況について，医療者だけの力で把握するのは非常に難しく，そこで重要となってくるのは患者側からのコミュニケーションである。医療における意思決定を研究するキャシー・チャールズ（Cathy Charles）とその共同研究者が1990年代の後半以降に著した論文で示された"shared decision-making"（共同意思決定）という言葉は，今日に至るまで，医療関係者の間で大きな注目を集めるものとなっている[5, 6, 7]。チャールズらは，医療者と患者との間で行われる意思決定のあり方を以下の3パターンに類型化して示した。第一に"paternalistic decision-making"（家父長制的意思決定），第二に"informed decision-making"（説明を伴う意思決定），そして第三に"shared decision-making"（共同意思決定）である。

　第一の"paternalistic decision-making"は，疾病や治療法に関して患者よりも多くの情報・知識を有する医療者が意思決定のすべてを支配するものであり，第二の"informed decision-making"は医療者から患者への疾病や治療に関する説明を前提として，患者の同意があって初めて決定事項が遂行されるものである。第三の"shared decision-making"では二者間の対等な関係が前提となっており，双方向的な情報や意見交換により治療方針が立てられるモデルとなっている。2000年代以降，医療従事者にとって，患者とともに意思決定を共有することは，主たる責務の一つとして定着するところとなり，医療者育成の教育現場でも，こうしたコミュニケーションスキルの養成が重視されるところとなった。同時に，患者の側にも，自身の心身の状況や，不安，要望，家庭や職場における状況等について，医療者に対し伝えていくことが奨励されるところとなった。認定NPO法人の「ささえあい医療人権センターCOML」は患者と医療者の協働に向けた情報提供等を展開する中で，「新・医者にかかる10箇条」という以下の提言を示している[8]。

1．伝えたいことはメモして準備
2．対話の始まりはあいさつから
3．よりよい関係づくりはあなたにも責任が
4．自覚症状と病歴はあなたの伝える大切な情報
5．これからの見通しを聞きましょう
6．その後の変化も伝える努力を
7．大切なことはメモをとって確認
8．納得できないことは何度でも質問を
9．医療にも不確実なことや限界がある
10．治療方法を決めるのはあなたです

2．患者の力

（1）当事者の視点

　医師の行動について研究するベックマンとフランケル（Beckman HB, Frankel RM）が1984年に発表した論文"The effect of physician behavior on the collection of data"（データ収集における医師の行動が及ぼす影響）によれば，患者が話を始めたり質問したりしてから医師に話をさえぎられるまでの時間は平均して18秒だったという[9]。限られた時間内に多くの患者を見なければならない医師にとっては，目の前の患者の医学的所見を導き出すために，最低限いくつかの確認しなければならない事柄がある。そうした事柄は，時間が限られていればいるほど，医師にとって他のどのようなことよりも重要な課題となりがちである。上記の論文において，患者からの発言は医師からの具体的な質問によってさえぎられるかたちになったという。この論文が発表されたのは現在（2022年）より40年近く前であるが，当時と比べ今日の医療現場の様子はどう

であろうか。

　様々な面で変化が起きていることは間違いないが，上記のような場面は今日の医療現場でも起きうることである。しかしながら，前節で見てきたように，慢性疾患患者の割合の増大によって病院の診察室の中だけではわかりえない，家庭や職場での患者の過ごし方を把握することの重要さに対する認識は大きな高まりを見せた。米国の社会学者のアンセルム・ストラウス（Anselm Leonard Strauss）は，慢性疾患患者の日常生活に着目し，その中で患者たちが以下の「三つの作業」に従事していることを指摘した[10]。

１．医学的行動的コントロール
２．役割コントロール
３．感情コントロール

　「医学的行動的コントロール」とは，疾病の治癒のために医師からの指示などに従って服薬したり適切な食事や運動などを行ったりすることを指す。これについては，多くの人々にとって，病気になっていれば「当たり前」のことと受け取られていることだろう。これに対して，次の２つは実際に慢性疾患のある立場になってみないと見えにくいとされている。「役割コントロール」とは，家庭における「母親」「父親」，職場における「管理職」や「経営者」，学校における「学生」など，人々が有する社会役割について，慢性疾患があったからといって完全に免除されるわけではなく，疾患に由来する様々な不快の症状（痛み，だるさ，しびれ，その他）に何とか対処しながらも社会役割も遂行していく状況を示している。「感情コントロール」は，上記２つの作業を，つらい思いをしながら続けていく中で，時として「なぜ自分はこのようなつ

らい目に合わなければならないのか」「どうして皆は，このような大変な状況にある自分に対し配慮をしてくれないのか」といった，やり場のない感情に押しつぶされそうになりながら，それでも何とか目の前の事柄に対処していく状態を指している。

　医師や看護師をはじめとする医療従事者は，様々な疾病について，また，その治療について，トレーニングを重ね専門資格を取得した専門職従事者であるが，上記に述べたような患者一人ひとりが直面している生活における諸問題を必ずしも詳細に把握できるわけではない。患者の苦痛や不安が可能な限り軽減されるためには，医療者と患者が協働しながら丁寧に情報の共有を行っていくことが非常に重要になっているのである。

（2）エキスパート・ペイシェント

　昨今，環境問題や食の安全，科学技術の他，様々な領域において，必ずしも専門的な知識や資格を持っていない「一般の人々」の持つ豊富な経験や情報が重要視されるようになり，これを表す"lay expert"（レイ・エキスパート）という言葉が広く目にされるところとなっている。"lay"とは「素人の」「非専門家の」という意味で，"expert"とは「専門家」という意味であり，一見すると語義矛盾を持つような言葉である。「一般の人々」の経験や情報が重視されるようになったのには，どのような背景があるのだろうか。

　環境汚染についての専門家には，汚染が発生するメカニズムや，汚染を引き起こす物質の組成等について，一般の人々にはない豊富な知識が備わっている。一方，専門家ではなくても，たとえば東日本大震災によって故郷を追われ，慣れない土地で生きていかなければならなくなった人々や，生活する場所の放射能汚染のリスクに不安を募らせながら生き

てきた人々でなければわかりえない経験や感情などもある。このような「非専門家」の人々は，様々な場面で，独自に情報を収集したり経験を共有したりしながら社会にとって貴重な「資源」を紡ぎだしているのである。東日本大震災における原子力発電所事故後には，国やマスメディアが発表する汚染に関する情報等だけでは満足できず，住民同士が協力し，自ら環境汚染についてデータ・情報等が蓄積されてきた。

　健康や病に関しても「レイ・エキスパート」が存在する。たとえば，がんの治療を専門とする医師であっても，実際にがんに罹患したことがなければ，がんとともに生きることの不安・苦しみ・悲しみ等は（想像することはできても）同じ感情を抱くことはできない。また，ある薬品を服用し続けて心身にどのような変化が生じたのかについて，患者から医療者へ説明することはできたとしても，限られた時間の中で十分に意図が伝わるとは限らない。そうした中で，患者の生の声が丁寧に聞き出され，それが治療内容へ反映されることによって，より良い治療結果がもたらされることもあるだろう。

　こうした背景から，昨今では"expert patient"（エキスパート・ペイシェント）という言葉も使われるようになった。この言葉には，「患者」として治療を続けながら，社会役割もこなしていく中で，他の人には持ちえない経験・技術・情報が当人の中に蓄積されていることが含意されている。たとえば，自分の主治医に対して，なかなか思いが伝えられなくて，色々と試行錯誤をした結果，うまくコミュニケーションを取れるようになった人もいることだろう。また，ある症状が出そうになった時に，様々な工夫を重ねながら，うまく日常を切り抜けるすべを身につけた人もいることだろう。このようなエキスパート・ペイシェントたちの持つ経験や情報は，その他の多くの患者にとって非常に有益な資源となりうる。もちろん，同じ疾病であるからといって，人によって経験

する内容は異なるので，必ずしも常に有益な情報となるとは限らない。しかしながら，やはり病の経験を長年重ねてきた人にしか持ちえない経験等について共有できる機会を社会の中で設けていくことは，非常に意義のあることに違いない。

　問題を抱える者同士が互いに支え合う「ピア・サポート」も，病いや障害などとともに生きる日常の中で獲得されてきた経験や情報を活用する実践である。「ピア」とは「仲間」を意味する言葉である。医療者と患者との間には，情報の非対称性が存在し，必ずしも対等な立場であるとはいえないところがある。一方，ピア・サポートには同じような困難を共有する者同士だけがわかり合える関係性があり，これによって医療サービスにはなしえない役割と機能が期待されており，今日，がんや難病の他，様々な病や障害を持つ人々を支える取り組みとして発展を続けている。

　歴史をさかのぼると，同じ困難を抱える者同士の支え合いとして「セルフヘルプ・グループ」が20世紀後半にすでに登場している。アルコール依存や精神障害など，同じ問題に直面する人々が集い，時としてファシリテーターなどの協力を得ながら，グループ内で相互に問題を克服する支え合いの営みが今日に至るまで取り組まれてきた。

　こうした流れを経て登場してきた「エキスパート・ペイシェント」の概念は，「ピア・サポート」や「セルフヘルプ・グループ」と同様に，当事者・患者の力について，医療者の専門性に匹敵しうる大きな価値を見出す考え方であるといえる。社会が医療者の専門性を保護したり育成したりしてきたのと同様に，エキスパート・ペイシェントの力についても社会が保護し，活用していくことが必要であるだろう。実際に世界各国で「エキスパート・ペイシェント」を活用した取り組みが様々なかたちで展開されており[11,12]，その効果を検証する研究も蓄積が進みつつあ

る。患者の力の活用が今後どのように発展していくのか，注目していく必要があるだろう。

3. 患者—医療者協働の医療へ

　本章では，疾病構造の変化の他，20世紀後半以降の社会状況の変容とともに変化してきた医療者—患者関係を見てきた。また，その中で患者自身の持つ思い・経験・考え・情報などが，ますます医療において重要になってきていることを見てきた。1990年代ごろより「患者中心の医療」という言葉がしばしば用いられるようになった。やがて「患者—医療者協働の医療」という言葉も目にするようになった。近年では「患者・住民による医療への参加」（英語圏では "Patient and Public Involvement" の頭文字をとって "PPI" と称されている）というフレーズも世界各国で用いられるようになっている。「中心」から「協働」と，用いられる言葉に広がりが出てきたことは，単に患者を「尊重する」というだけでなく，「手を携えていく」ことが，患者にとってだけでなく医療の提供者にとってもますます重要になっていることの表れであるのかもしれない。

　しかしながら，留意すべき点もある。すべての患者が医療者との協働作業に入って行けるわけではない。病気にかかり，様々な面で日々の生活に変更を余儀なくされ，精神的にも肉体的にも混乱・困惑の只中にある人々にとって，何の支障もなく医療者と協働していける人は，むしろ稀であるのではないだろうか。病気を受け入れ，自分自身と自分を取り巻く他者とを視界に入れることができ，将来のことに考えを巡らせることができるようになるまでには，周囲にいる人々からのサポートが必要であるだろう。

　このような点から，医療者教育の中で近年ますます「共感」と「対話」が重視されるところとなってきた。2001年，Mohamadreza Hojatらは，患者の置かれている背景・立場を理解し，現状の改善に結びつける能力としての「共感（empathy）」が医療者には不可欠のものであるとして，この能力を評価する尺度Jefferson scale of physician empathyを開発した[13]。現在，この尺度は多くの言語に翻訳され，医療者教育の現場，医療実践の現場で活用されてきた。

　病いや障害をもちながら生活を送ってきた人々が持つ力には，今後ますます注目や期待が寄せられることだろう。しかし重要な点は，患者の力が，すぐに活用できるような状態で存在しているわけではないことである。周囲にいる人々のケア・共感・寄り添いによって初めて発揮されるもの，それが患者の力である。

○放送授業では，難病ピア・サポーターの桃井里美さんにお話を伺う。
　対談の概要は以下の**コラム**を参照されたい。

≪コラム：ピア・サポートの意義≫

　患者同士が自由に語り合える場は，実はそれほど多くない。一つには，そのような場の持つ大切さや力が，まだまだ社会全体に広く理解されていないからだ。そして，そのような場には「聞き手」が必要だ。聞き手の存在があって，初めて語り合いが始まり，その語り合いが参加した患者一人ひとりの力になっていく。

　考えてみよう。自分自身が，突然「患者」となり，不安と悲しみと失意のどん底にある時。同じ心の内を共有するだれかと「一緒に頑張りましょうね」と言い合えることが，どんなに勇気と力を与えてくれることか。

　それだけではない。患者だけが知る療養生活上の様々な経験・困難。そして，困難を乗り越えていった知恵と工夫。どんなに専門的な知識と技術を修めた医療者であっても，患者が日々経験し，直面する困難・苦痛・失意・葛藤，そして生活の知恵や工夫については十分に認識してい

るわけではない。

　私たちには，こうした「患者の力」をよく理解し，これを役立てる仕組み，役立てていける社会をつくっていくよう，一層の取り組みが必要とされている。

学習の課題

1. 「健康」や「病い」に対する人々の考え方が，ますます多様になってきている今日，医療者は，また，患者は，それぞれどのようなことに留意することが必要だろうか。
2. 患者の持つ経験・考え・情報などが，他の人々にとって（また医療者にとって）役立てられる機会として具体的にどのような場面があるだろうか。周囲の人たちと話し合ってみよう。

引用文献・ウェブサイト

1）Parsons T.: *The Social System*, The Free Press, Glencoe, Illinois, 1951.
2）厚生労働省，人口動態調査　平成23年人口動態統計月報年計（概数）の概況. 2012.
　　https://www.mhlw.go.jp/toukei/saikin/hw/jinkou/geppo/nengai11/index.html
　　（2022年6月20日アクセス）
3）Gallagher E.: Lines of reconstruction and extension in Parsonian sociology of illness. *Social Science and Medicine*. 10 : 207-218, 1976.
4）長谷川敏彦『在宅医療を支える，21世紀型社会におけるまちづくりの学際統合研究（2015年度勇美財団助成研究報告書）』，2016.
5）Charles C, Gafni A, Whelan T.: Shared decision making in the medical encoun-

ter : What does it mean? *Social Science and Medicine.* 44 : 681–692, 1997.

6) Charles C, Gafni A, Whelan T.: Decision making in the physician–patient encounter : Revising the shared treatment decision–making model. *Social Science and Medicine.* 49 : 651–661, 1999.

7) Charles C, Gafni A, Whelan T.: How to improve communication between doctors and patients : Learning more about the decision making context is important. *BMJ.* 320(6): 1220–1221, 2000.

8) 認定 NPO 法人ささえあい医療人権センター COML. 新・医者にかかる10箇条.
https://www.coml.gr.jp/shoseki–hanbai/10kajo.html（2022年 6 月20日アクセス）

9) Beckman HB, Frankel RM.: The effect of physician behavior on the collection of data. *Ann Intern Med.* 101(5): 692–696, 1984.

10) Strauss A.: America : In sickness and in health. *Society.* 19 : 33–39, 1973.

11) 松繁卓哉『「患者中心の医療」という言説―患者の「知」の社会学』立教大学出版会，東京，2010.

12) 松繁卓哉「セルフケア／セルフマネジメントの支援をめぐる今日的課題」『日本保健医療行動科学会雑誌』32(2): 15-19，2017.

13) Hojat M, Mangione S, Nasca TJ, Cohen MJM, Gonnella JS, Erdmann JB, Veloski JJ, Magee M.: The Jefferson scale of physician empathy : Development and Preliminary psychometric data. *Educ Psychol Meas.* 61 : 349–365, 2001.

13 | 医療化と健康

松繁卓哉

《学習のポイント》 かつては医療の対象でなかった事象が，やがて医療の対象とみなされるようになり，医学的に説明されるようになることを「医療化」と呼ぶ。これによって，ありふれた日常的な問題だったものが「医療によって取り扱われるべきもの」となる。それは，自らの身体に対する管理権限の剝奪にも結びつく。「医療化」の議論を手掛かりにして，現代社会に生きる私たちの生活と医学との密接な結びつきについて考えていく。
《キーワード》 医療化，身体の管理，監視医療，薬剤化

1．「医療化」とは

（1） 医療化の概念

「医療化（medicalization）」という概念は，主に社会学の分野で，とりわけ医療社会学と呼ばれる一連の研究の中で形成されてきた。これまで多くの社会学の研究は，社会の中で「当たり前」とされている物事に対して様々な角度から光を当て，とらえ直すことで社会を理解しようと試みてきた。別の言い方をすれば，人々が自明視している事柄について，その自明性を常に問い直してきたのが社会学という学問の根幹であるといえる。「医療化」についても同様の姿勢が貫かれている。「医療化」について知ることは，健康や病いについて今まで考えてもみなかった視点を得るきっかけとなることだろう。

医療化という概念を簡潔に説明するとすれば，以前は医療が関与する

ことのなかった日常生活上の問題が，新たに医療によって取り扱われるべき事柄になった状況，ということになるだろう。「妊娠」「出産」「精神」「アルコール依存」「生活習慣」など，医療化の事例には枚挙にいとまがない。現代を生きる私たちにとって医療機関で診てもらうことが「当たり前」となっていることの多くは，50年から100年ほど以前には，医療が介在することなく家庭などの生活の場で対処されてきた。

　代表的な事例として妊娠・出産について見てみよう。今日の日本社会では，妊娠・出産は医療機関で産科医によるモニタリングを受けながら行われるのが「普通」であると考えられている。しかしながら，このような医療機関で行われる出産が一般的になったのは，人類の長い歴史の中では比較的「最近」のことである。柄本[1] よれば，日本において出産が施設の中で行われること（出産の施設化）が広がったのは1950年代から60年代という。当時の「助産婦」がいた「助産院」も含めた施設の中で行われる分娩の数が施設外分娩の数を上回ったのは1960年であったという。また，出産に立ち会う専門家として1960年までは助産婦が医師を上回っていたものの，1965年には医師70.7％に対し助産婦28.8％となり，1975年以降，医師が9割を超し続けたとされている[1]。

　かつては医療がかかわることはなかった問題について新たに医療が取り扱うべきものになるということは，その事柄について「医学的な説明」が加えられるようになったことを意味する。そして，ある問題について医学的な定義が付与されるということは，それが医療機関によって「治療されるべきこと」であるとの共通認識が社会の中で形成されたことを意味するのである。「生活習慣病」にしても「うつ病」にしても，今日では病気として認識されているものの，病名として確立し社会において認識が広がる以前には，患者自体が存在しなかったことを考えてみよう。「患者」は，「病気」「病名」が浸透し，医療的問題であるという

共通認識が揃って初めて現れるのである。逆にいえば，同じような状態にある人でも，病気として確立する前の時代に生きていた人は，決して「患者」として扱われることはなかったのである。

（2）医療化の理論

　社会学者ピーター・コンラッド（Peter Conrad）とジョゼフ・シュナイダー（Joseph W. Schneider）[2]によれば，医療化は３つの異なるレベルで起こるという。第一に概念レベルである。これは，それまでは医療とは無縁であった出来事が，ある時から医学用語で説明されるようになることを指している。たとえば，人々の間で長年「いびき」と呼ばれてきた現象に対して，ある時期から「睡眠呼吸障害」という病名がつけられたことは概念レベルの医療化になる。第二に制度レベルの医療化がある。これは，その問題に対して医療による解決をはかることが社会の中で承認され，それを取り扱う専門の機関が設置される状況を示している。単に「いびき」が「睡眠呼吸障害」という言葉で説明されるだけでなく，その「病気」に対応できる医療機関が登場すると制度レベルの医療化が起きたことになる。第三に医師—患者関係における医療化がある。これは，その「問題」を持つ人が実際に医療機関を訪れ，医師からの治療を受ける段階で生じる。このようにして，私たちの暮らす社会において，それまでは医療と無縁であった日常生活における問題が段階を経て徐々に医療の守備領域の中に納まっていく状況を医療化論は説明する。

　もう一つ重要な点は，医療化論が「逸脱」とそれに対する「管理」が進展する状況を説明していることである。コンラッドとシュナイダーは社会における「逸脱」が医療による管理下に置かれていく段階を論じている[3]。それによると，おおよそ５つの段階を経て「逸脱」は「病気」

になるという。

　最初の段階は，医学的な概念が現れる前の，ある行いが社会的な規範から逸脱していると考えられている状況である。それを説明する医学用語が生まれる前の状況であるので，ここでは単に「悪い」「ひどい」「不埒な」「いかがわしい」こととして扱われる。第二段階になると，医学の世界でこの逸脱状況が着目されるようになり，研究対象となり始める。こうなってくると単に「悪い」「ひどい」状態ではなくなり，医学的な診断・分析・発生機序に対する説明が現れる。

　そのような医学における議論が広がりを見せてくると，第三のステージとして，医学分野の人々だけでなく，医学とは直接関係のないグループ（セルフヘルプグループや製薬企業など）も，その逸脱状態を「病気」であると主張し，社会に対して働きかけをするようになる。こうした働きかけをする集団は，しばしば医学の研究者らからの支持を要請し，主張の学術的裏づけを打ち立てる。

　こうして，人に関する一つの状況について，既存の「逸脱」という範疇を超えて医療的介入が必要であるとの主張／申し立てが，理論的枠組みのみならず現実的・物理的なシステムを伴って社会の中で顕在化するのが第四の段階である。最終的に，その「問題」が医学用語として確立し，疾病分類の中に確固たる位置を占めるようになることで医療化が完了するという[3]。

2.　医療化論が発するメッセージ

（1）医療化の光と影

　さて，前節では医療化の概念について，その概要を見てきたわけであるが，このような見方を取ることで，どのような利点があるのだろう

か。

　まず挙げられるのが，近代医学の誕生以降，増加の一途をたどる疾病
の数であり，医療化論はそのことについて私たちに気づかせてくれる。
具体例を見てみよう。精神科医療の領域では，アメリカ精神医学会が出
版しているDiagnostic and Statistical Manual of Mental Disorders
(DSM：精神疾患の診断・統計マニュアル) という精神疾患の診断基
準・診断分類があり，国際的に広く使用されている。この通称DSMと
呼ばれるマニュアルは，どういう状態が「精神障害（病気）」で，どう
いう状態がそうでないかを規定するものとして長年医療現場で使用され
ている。1952年に初版が発行されて以来，1968年には第2版が，1980年
には第3版が発行され，版を重ねるごとに総ページ数も増え，掲載され
ている疾患の数も増えてきた。こうして，20世紀後半以降，それ以前は
医療が対象とする範疇に含まれることのなかった人々の心身の状態が，
新たに「精神疾患」として登録されるところとなった。

　たとえば今日「心的外傷後ストレス障害（Post-Traumatic Stress Dis-
order : PTSD)」として広く知られるところとなった疾病も，DSMの第
3版で新たに加えられたものの一つである。当時の米国社会では，多く
のベトナム帰還兵が，戦場の過酷な経験の影響で帰還後の日常生活に深
刻な影響を生じていた[4]。しかしながら，疾病としては考えられていな
かったため，こうした人々の多くは「社会不適合」と見なされ，苦しん
でいた。「PTSD」として承認されたことで，当時の社会で「社会不適
合者」のように見られてきた人々は，医療によって救済されるべき「患
者」となったのである。

　新たに追加された疾病が常に社会から受け入れられたわけではない。
黒田[4] によれば，「月経前不機嫌症（luteal dysphoric syndrome)」「マゾ
ヒスティック・パーソナリティ障害（masochistic personality disor-

der）」等の新たに加えられた診断名に対しては，女性にとっての社会的不利益につながるとして強い反対が起きたという。なかには，反対運動が激しくなり，DSM から外れる結果となった診断名もあった。一例として「同性愛（homosexuality）」がこれに該当する。今日の社会を生きる私たちの感覚からすると，これが「精神疾患」のカテゴリーに含まれていたことに驚きを覚えるという人は多いのではないだろうか。1970年代に起こった，いわゆる「ゲイ・ライツ・ムーブメント」では，「同性愛」を診断名から外すよう求める声が高まり，結果として，DSM から外れることとなった[4]。日常生活上の問題が新たに医学的に定義されるようになる状態を「医療化」であるとするならば，この「同性愛」のケースは，医療の対象であった状態から外されたという点で「脱医療化」と言い表される。

　ここまで見てきて，医療化には「光」と「影」の両側面があることがわかるだろう。「PTSD」のように，過酷な経験などの影響を受け，日常生活の継続が難しくなっているにもかかわらず，周囲からは理解されず，一人苦しまざるを得ない状況が，ひとたび診断名がつくことで社会からの理解を得て支援の機会を得る側面がある。反対に，「疾病」として扱われることで不当な扱いや社会的不利益を被り，周囲から理解されないままの葛藤や生きづらさを生み出した側面もあった。

　もう一つ，医療化や脱医療化のプロセスを見て我々が気づくことがある。それは，「PTSD」にしても「同性愛」にしても，社会運動が疾病に含めるか否かを左右した点である。「疾患」の確定には，純粋に科学的観点から結論づけられるものという見方を私たちは取りがちなところであるが，現実には社会運動の激化によって疾病から外れるなどの政治力学的な影響力も働いていることが一連のプロセスから見て取れる。

（2） 社会による身体の管理

　医療化の議論が私たちに投げかけるもう一つのメッセージとして「身体の管理」が挙げられるだろう。私たちの身体を管理する主体はだれなのだろうか。

　多くの人は「自分自身」と考えるかもしれない。自分の身体なのだから，当然自分自身の責任で，自分自身の裁量で管理されるべきものと思うだろう。たとえば，「疲れた」とか「睡眠不足」などと感じ休息を取ることにする。この場合には，自分自身の判断と自己決定により身体が管理されていると見ることはできるだろう。しかし，たとえば「発熱がある」「咳が出る」「悪寒がある」というときに，「今日は自宅で静養しよう」と考え，それを実行した場合に，何らかの問題を呼び起こすことなく無事に事態は収まるだろうか。恐らくそうはならないだろう。それはなぜか。

　これは，ある種の身体症状が特定の疾病に強く結びつけられて社会の中で認識されているからに他ならない。そのような症状が発現しているにもかかわらず，自己判断で疾病の可能性を否定し，独自の行動を取り続けることは，今日の社会では何らかのコンフリクトを起こしうる。「睡眠呼吸障害」「睡眠時無呼吸症候群」という概念が誕生し社会に浸透する以前，いびきの問題で医療機関の受診を勧められる人はほとんど存在しなかっただろう。また，新型コロナウイルスが世界的感染拡大をする以前の社会で，「発熱」や「咳」「悪寒」を押して職場に出てきたところで，上司や同僚らから非難を受ける人は（皆無とはいえないとしても）今日ほどはいなかったことだろう。

　こうして，新たな疾病が生まれ，その疾病が疑われる症状についての認識が社会に浸透するにつれて，それらの症状が発現している自らの身体について「自己判断」「自己裁量」を保持することは困難になってく

る。自分は病気ではないと考えても，社会による身体管理の権限が増大してくる。そのことを医療化論は示唆している。第2次世界大戦中にドイツの暗号解読に貢献したアラン・チューリングという数学者は，同性愛を「違法」とする当時の英国における「性犯罪法」の下で有罪判決を受け，刑務所に収監する代わりとして「治療」するための化学療法を処分として受けさせられることとなった。

　ここにも医療化の光と影がある。新たな疾病概念が生まれ，その「治療法」「予防法」について医学知識が確立されることによって，社会における疾病の蔓延は防ぐことができるようになるかもしれない。しかしながら，日常生活における問題に対し新たに医学的な定義が加えられ，新たな疾病概念が繰り出され，人々の生活を取り巻く様々な事柄が医療の対象として取り込まれていくにつれて，それらの問題は「医療専門職が取り扱うべきこと」となり，人々が自身の身体に対して有する管理権限はますます剥奪されていくのではないか，と医療化論は警鐘を鳴らしてきた。

　私たちは日々の暮らしの中で，自らが行動の中から学習し，健康を害することがないように身体管理の能力を獲得していくことができる。昨今，「素人判断は危険」「まずは医療機関を受診すること」といった社会規範が強化されていく中で，人々が自身の健康状態に自分主体で取り組んでいこうとする風潮は今後ますます希薄になっていくかもしれない。その結果として，自身で学び，自身で管理する能力は，ますます個人からは消え失せ，専門機関に委ねる以外ないというスパイラルに至る。医療化論は，現代を生きる私たちにそうした問題提起をしている。

3. 監視医療と薬剤化

次に医療化と関連の深い社会学理論について見ていこう。

(1)「監視医療」の議論

前節では，医療化の動きが人々の身体の管理を強化する点について見てきた。この点についてかかわりの深い理論が，「医療化」と同じく医療社会学の研究の中から生み出されてきた「監視医療」と呼ばれる概念である。中心的な論者であるのがデイヴィッド・アームストロングという英国の社会学者である。アームストロングの監視医療論を簡潔にいうと，20世紀に入り医療の在り方は大きく変化し，それ以前には病気のある「患者」のみを対象としていた医療が，やがて，将来病気になりうる「リスクファクター」を有する人々をも対象に引き入れ，あたかも広く社会全体を「監視体制」に置くようになったのだという[5]。

その論拠としてアームストロングが着目しているのが，20世紀になり広く普及した「検診」である[6]。今日では，私たちの周りに定着している，生活習慣病やがんの検診が今日のような形で普及したのは20世紀の終わりごろになってからのことであるという。検診によって「リスクファクター」が検出されると，本人に自覚症状がなくても医療機関の受診が勧められるところとなる。これが20世紀の医療に特有の性質であると指摘している。現代社会では，学校においても職場においても健康診断や予防接種などが実施され，病気の「早期発見」「早期治療」が道徳的規範として広がっている。監視医療論は，長い医療の歴史の中で，この数十年の間に浸透したこのシステムを過去に類を見ないものとして注目している。

（2）「薬剤化」という概念

　「医療化」は英語では"medicalization"と示される。近年，医療化の新しい動向を表すとして"pharmaceuticalization"という概念が登場した[7]。日本語で表すとすれば「薬剤化」という言葉になるだろうか。薬剤化の概念が指摘しているのは，日常生活における人々の問題が，新たに医学的に再定義されるところとなった医療化の視点をさらに推し進め，それら医学的問題のほとんどが薬剤を用いた解決手段によって対応されていることである。「出産」「睡眠」「気分」など，かつての社会では医療が取り扱う対象ではなかったものが，医療化によって医療の管理下に置かれることとなっただけでなく，ほぼ薬剤の使用によって対処されており，また，それが必要であるとの認識が社会において浸透しているのである[8]。

　薬剤化の議論の中でもう一つ重要なのは，製薬産業の存在である。現代の医療は製薬産業の存在なくしては成り立たないのは，多くの人が認めざるを得ないところだろう。新型コロナウイルスの感染拡大の状況で製薬産業の存在がなかったら，どのようになるのだろうか。

　医療化や監視医療の概念と重ね合わせて薬剤化について考えてみよう。かつては医療が介在することなく，人々が日常生活の中で自ら対処していたような事柄が，時代とともに「医療が対処すべきこと」と認識されるようになり，その問題が早期に発見されるために，検診という手段によって定期的にチェックされる世の中を私たちは生きている。そして，将来において疾病として顕在化する可能性のある何らかの「リスク」が検出されると，私たちは薬剤とともに日々の生活を送るところとなる。そうして製薬産業は世界中で大きな市場を獲得し，巨大な存在となっている。このような状況を20世紀以前の社会は経験したことがない。

4. まとめ

　初めて医療化の概念に触れたときに，人々はどのようなことを感じる
だろうか。「何を当たり前のことを言っているのだろう」と思うかもし
れない。人々は，妊娠すれば産婦人科を訪れ，そこで出産をする。精神
面で不調を感じれば，精神科を訪れ医師の指示に従う。小中学校や職場
では，健康診断や予防接種を受け，診断結果の内容によっては医療機関
の受診を指示される。風邪をひいたり，頭痛がしたり，食べ過ぎ飲み過
ぎをしたりすれば，薬を服用する。これらは今日，日本社会で生きる人々
の多くが「当たり前」と考えることであろう。

　本章の冒頭で，社会学は「当たり前」「自明」に光を当て，それを別
の角度からとらえ直す学問であると述べた。この「当たり前」は，長い
人類の歴史の中で，わずか半世紀ほどの期間で形成されたものである。
本章の中で，医療化には光と影の側面があると述べた。これについて
は，私たち一人ひとりが異なる見方をするだろう。医療から受ける恩恵
は，その人その人の置かれた状況や経験してきたこと，生い立ち等によ
って異なるからである。医療によって多くの人々が救われ，病気を持ち
ながらも生活を続けることができるようになったことは事実である。医
療化論は医療の存在を否定するものではない。社会学の諸理論がそうで
あるように，医療化の概念も，現象の様々な側面を浮き上がらせるとこ
ろに意義があるといえる。

学習の課題

1．「医療化」が過剰に進展すると，どのようなデメリットが出てくる
だろうか。周囲の人たちと話し合ってみよう。
2．今日の社会の中で，私たちは自らの身体を管理し，自己決定する権
限を持っていると考えることができるだろうか。あなた自身の考え
を，その理由と合わせて，まとめてみよう。

引用文献

1）柄本三代子「身体と医療化の問題―出産をめぐる身体の疎外と再構成」『年報
社会学論集』10号：215-226，1997.
2）Conrad P., Schneider J. W. : Looking at levels of medicalization : a comment on
Strong's critique of the thesis of medical imperialism. *Social Science and Medicine*, 14A : 75-79, 1980.
3）Conrad P., Schneider J. W.: *Deviance and Medicalization : From Badness to
Sickness, 3rd edition.* Temple University Press, Philadelphia, 1992.
4）黒田浩一郎「コラム6 DSM」中川輝彦・黒田浩一郎（編）『よくわかる医療社
会学』ミネルヴァ書房，2010，p.96-97.
5）Armstrong, D.: The rise of surveillance medicine. *Sociology of Health and Illness.* 17(3): 393-404, 1995.
6）Armstrong, D.: Screening : mapping medicine's temporal spaces. *Sociology of
Health and Illness.* 34(2): 177-193, 2012.
7）Williams, S., Martin, P., Gabe, G.: The pharmaceuticalisation of society? A
framework for analysis. *Sociology of Health and Illness.* 33(5): 710-725, 2011.
8）松繁卓哉「スクリーニング論争と監視医療論の今日的課題」『保健医療社会学
論集』31(1): 94-104，2020.

14 │ 補完代替医療とうまくつきあうには

阿部桜子

《**学習のポイント**》　サプリメントの服用やマッサージなど医療機関以外で提供される医療は，補完代替医療と呼ばれ，私たちの生活の中で身近となっている。一方で，補完代替医療はその効果のエビデンス（根拠）が明らかでないものが多い。さらに，健康情報の氾濫により選択する基準があいまいになっている。こうした中で補完代替医療と上手く付き合う方法と今後の課題について考える。

《**キーワード**》　多元的医療システム，ヘルスケアシステム，健康食品，統合医療

1. 補完代替医療とは？

　西洋医学は科学的根拠に基づき，様々な疾患に対する治療法の発展に貢献してきた。一方でがん，精神疾患，慢性的な痛み等，容易に克服できない病態もいまだ少なくない。このような状況の中，人々の健康意識や健康の自己管理への関心の高まりも相まって，健康食品やマッサージなどの様々な補完代替医療の利用者が増加している。

　補完代替医療とは，一般的に通常の医療とみなされていないヘルスケアアプローチ（施術・療法）のことを指し，アーユルベータや漢方等の伝統的な療法も含む。ほとんどの先進諸国において通常の医療とみなされていないことは，西洋医学以外の医療であることとほぼ同義である。我が国では公的機関による補完代替医療の定義は存在しないが，日本補

完代替医療学会[1]では,「現代西洋医学領域において,科学的未検証および臨床未応用の医学・医療体系の総称」と定義している。補完代替医療とは,安全性や有効性の検証の有無は問わないこと,医療機関以外で提供されることが多いことが特徴であるともいえる。

　補完代替医療という一つの用語として用いられることが多いが,「補完医療」と「代替医療」はそれぞれ異なる意味を持つ。通常の治療と併用される場合は「補完医療」,通常の治療の代わりに使われる場合は「代替医療」とされる（**図14−1**）。

（1）補完代替医療から統合医療へ

　近年,増え続ける補完代替医療を通常の医療の枠外に置かず,保険制度への適応やガイドラインの作成等,品質や安全性を管理することが求められるようになってきた。医療の受け手である患者を中心とし,通常医療では十分に担保できなかった部分をいかにカバーするかが改めて検

補完医療（Complementary Medicine）

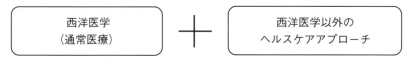

代替医療（Alternative Medicine）

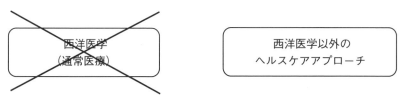

図14−1　補完医療,代替医療のイメージ

討され，「統合医療」というヘルスケアシステムが確立されつつある。

　統合医療では医師が主導となり，西洋医学をベースとして補完代替医療と組み合わせた医療を患者に提供する。日本国内でも，2012年から厚生労働省で「統合医療の在り方に関する検討会」が開催され，「統合医療」を，「近代西洋医学を前提として，これに相補（補完）・代替療法や伝統医学等を組み合わせて更に QOL（Quality of Life：生活の質）を向上させる医療であり，医師主導で行うものであって，場合により多職種が協働して行うもの」と位置づけている[2]。通常の医療と組み合わされる療法が，各国の歴史・文化を反映しているため多岐にわたるが，日本国内では**図14-2**のように整理している。

療法の分類	療法の例	
	国家資格等，国の制度に組み込まれているもの	その他
食や経口摂取に関するもの	食事療法・サプリメントの一部（特別用途食品（特定保健用食品を含む），栄養機能食品）	左記以外の食事療法・サプリメント・断食療法・ホメオパシー
身体への物理的刺激を伴うもの	はり・きゅう（はり師・きゅう師）	温熱療法，磁器療法
手技的行為を伴うもの	マッサージの一部（あん摩マッサージ指圧師），骨つぎ・接骨（柔道整復師）	左記以外のマッサージ，整体，カイロプラクティック
感覚を通じて行うもの	－	アロマテラピー，音楽療法
環境を利用するもの	－	温泉療法，森林セラピー
身体の動作を伴うもの	－	ヨガ，気功
動物や植物との関わりを利用するもの	－	アニマルセラピー，園芸療法
伝統医学，民族療法	漢方医学の一部（薬事承認されている漢方薬）	左記以外の漢方医学，中国伝統医学，アーユルベーダ

近代西洋医学　組合せ（補完・一部代替）　統合医療

（注）日本学術会議（平成22年8月24日）において，「ホメオパシーの治療効果は科学的に明確に否定されている」との会長談話が出されている。

図14-2　近代西洋医学と組み合わせる療法の分類
（厚生労働省：第4回「統合医療」のあり方に関する検討会　資料4．https://www.mhlw.go.jp/stf/shingi/2r9852000002lamn-att/2r9852000002lat3.pdf を改変）

（2）補完代替医療が選択される背景

　WHO（世界保健機関）[3] は，人々が補完代替医療を受ける理由について，以下の３つを挙げている。１つ目は，通常医療よりも，補完代替医療への方がアクセスが良い場合である。たとえばアフリカでは伝統的な施術や療法を行うヒーラーと呼ばれる治療者は人口500人に対して１人だが，メディカルドクターは人口４万人に対して１人しかいない地域がある。そのため，必然的に多くの人が補完代替医療を受けることになる。

　２つ目は文化的・歴史的な要因から好まれる場合で，通常医療のシステムが整っていても，補完代替医療が人々の生活に広く浸透している場合である。たとえばシンガポールや韓国では７〜８割の人が補完代替医療を受けているといわれる。

　３つ目は通常医療へのアクセスは確立されているが，それを補う形で補完代替医療を用いる場合である。その背景には，現状の医療への不満や，自身の健康をより良くしたいというセルフケアへの関心の高まり，利用者側の好みがあるとされる。本章では主にこの２つ目と３つ目に該当する西洋医学へのアクセスが確立している国々における補完代替医療の在り方や課題を取り上げていく。

2.　補完代替医療の広がり―日本と諸外国の状況

（1）日本の状況

　日本人の生涯における補完代替医療の経験率は７〜８割だといわれている。2011年に一般住民3,178人を対象に行われた調査結果[4] によると，利用経験が多かった療法の上位５つは，「サプリメント・健康食品（53.8％）」，次いで「各種マッサージ（37.5％）」，「整体（36.5％）」「は

226

り・きゅう（27.2％）」，「骨つぎ，接骨（23.3％）」であった。

　サプリメント・健康食品の国内の市場規模は8,000億円を超えるといわれているが，安全性・有効性の担保は十分ではない。日本ではサプリメント・健康食品に対する法律上の定義はなく，「健康に良い」と称して売られている食品すべてを指す。国が設定した安全性や有効性の基準を満たした「保健機能食品」はその一部である（**図14-3**[5]）。

　サプリメント・健康食品は，菓子や飲料，医薬品と類似した錠剤やカプセルまで多岐にわたるが，その選択は消費者に任されている。

　また，日本の特徴として148種類の漢方薬や一部の鍼灸治療等の東洋医学が保険診療に含まれており，幅広く利用されていることが挙げられる。日本では中国から伝えられた鍼灸や漢方薬などを用いる伝統医学を東洋医学ということが一般的である。7〜8世紀ころに日本に伝わって以降，日本文化の影響を受けながら独自に発展した歴史がある。

（2）米国の状況
　1993年に行われた調査[6]で，アメリカ人の3人に1人（34％）が過去

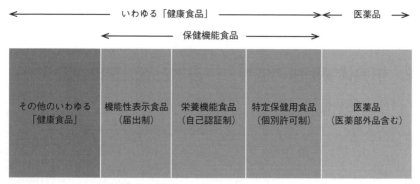

図14-3　いわゆる健康食品とは
　　　　（厚生労働省.：いわゆる「健康食品」のホームページ. より転載）

　1年間に何らかの補完代替医療を利用しており，通常の医療機関の受診回数を超えていることがわかった。その背景には，がんによる死亡率の増加や相次ぐ医療事故に起因する近代西洋医学への不信や，インターネットの普及による健康・医療情報へのアクセスの改善などがあるとされる。また，米国では無保険者が多く，通常医療にかかりにくいといった制度上の課題もあった。このような社会状況の中，1992年に米国国立衛生研究所に「代替医療局」が設置され，補完代替医療の有効性を確認するための調査・研究が開始された。1998年には代替医療局は，「米国国立補完代替医療センター」に格上げされ，さらに2014年には，「米国国立補完統合衛生センター」に改称された。この名称変更から，アメリカにおける補完代替医療の位置付けの変化が見てとれる（**図14-4**）。

　設立当初は，国民の高い関心だけでなく，医療費削減の観点から高価

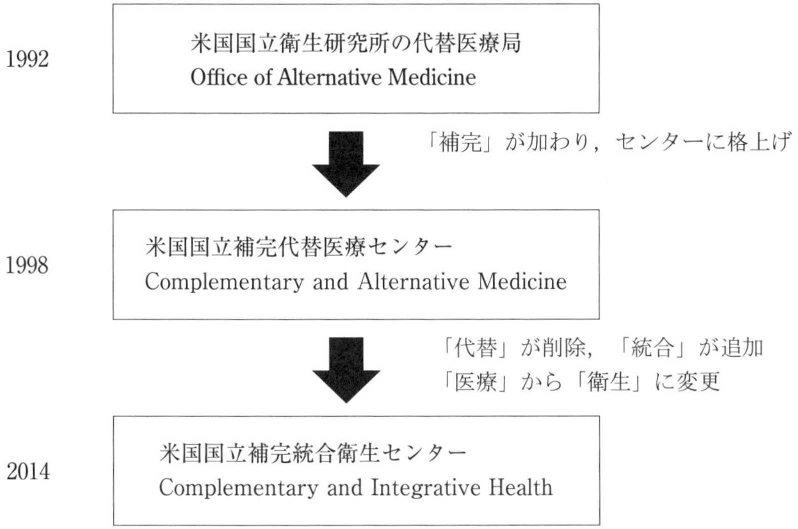

1992　米国国立衛生研究所の代替医療局
Office of Alternative Medicine

「補完」が加わり，センターに格上げ

1998　米国国立補完代替医療センター
Complementary and Alternative Medicine

「代替」が削除，「統合」が追加
「医療」から「衛生」に変更

2014　米国国立補完統合衛生センター
Complementary and Integrative Health

図14-4　アメリカにおける補完代替医療の位置づけの変遷

な西洋医学にとって代わる安価な代替医療としての期待があったといわれている。しかしながら，多くの臨床試験を実施しても，西洋医学を代替し，「病気を治す」効果は確認できなかった。現在では，痛みのコントロール等の症状マネジメントや，健康の維持・増進といった予防的なアプローチを主眼とした統合医療的な立場から研究が続けられている。2021年度の国立補完統合衛生センターの研究予算は年間1.5億ドル（1＄＝100円換算で150億円）に達しており，統合医療に対する取り組みが国家的に進められていることが窺える。

　2012年の国民健康調査[7]では，成人の33.2％が過去1年間に，何らかの補完代替医療を用いており，1993年とほぼ変わっていない。利用が多かったのは，ビタミン・ミネラル製剤以外の健康食品・サプリメント（17.7％），呼吸法（10.9％），ヨガ（10.1％），カイロプラクティック・オステオパシー（8.4％），メディテーション（8.0％）であった。ヨガやメディテーションの利用者が近年多くなっているのが特徴である。

（3）欧州の状況

　欧州においても補完代替医療への関心は高いが，その安全性や有効性の検証や利用のガイドライン等は，各国でばらつきがある。

　2010～2012年にかけて欧州委員会の財政的支援のもと，EU諸国における補完代替医療の発展のため，研究ネットワークを構築することを目的として CAMbrella project[8] という取り組みが行われた。CAMbrella とは，補完代替医療を表す "Complementary and Alternative Medicine" の略称である CAM と "umbrella" からの造語である。"CAMbrella project" がまとめた結果[9]によると，EU 各国の代表サンプルをもとにした厳密な調査は少なく，利用率については0.3-86％とばらつきが大きかった。研究数が多い国は，英国，ドイツ，イスラエルであり，利用されて

いる治療法の上位5つは，ハーブ療法，ホメオパシー，カイロプラクティック，鍼灸，リフレクソロジーであった。その多くは，通常医療と併用して補完的に用いられている。

　EU圏内でも，歴史や文化，法律的背景によって，補完代替医療を取り巻く状況は異なり，フランス等文化の多様性が大きい国は東洋医学をはじめ多くの補完代替医療が使われており，スイスやドイツでは，一部の補完代替医療が保険適用となっているため，利用率が高いとされる。また，ドイツで発祥したホメオパシーは，ドイツ語圏で広く利用されているなどの特徴がある。

≪コラム：ホメオパシーをめぐる論争≫

　ホメオパシーは，約200年前にドイツ人のサミュエル・ハーネマンが体系化した2つの考え方に基づく療法である。1つは「類が類を治療する」（同種の法則）で健康な人に与えた場合に同じような症状を引き起こす物質を患者に少量与えることで，体の抵抗力を引き出して症状を軽減する，という考え方である。もう1つは，「超微量の法則」で，薬剤や物質が微量であるほどその効果が高まるという考え方であり，多くのホメオパシー治療薬は物質の分子がなくなるほど高度に希釈されている。ホメオパシーが世に生まれた頃のヨーロッパでは，効果がないばかりか命を落とす原因にもなっていた「瀉血」が医療の主流であった。それに比べて，ホメオパシーは安全な治療法であったことが想像できる。

　現在，ホメオパシーの治療効果は科学的に証明されていないが，世界中で今なお多くの人がこの治療法を用いている。

　ホメオパシーが支持される背景には何があるのだろうか。ホメオパシー治療薬は，植物，鉱物（ヒ素など），動物（蜂など）など「自然なもの」が多く，問診に基づく処方や，薬局で購入して用いる。治療薬は症状に合わせて3,000種類以上の中から選択されるため，「個別化」された治療を受けていると感じやすい。また，自分で購入できるためセルフケアとして使う人も少なくない。ごく微量の物質を用いて体の抵抗力を引き出すという考え方は，「自己の治癒力」を活かした安全な方法ともとらえられる。自然なもの，個別化された治療，手軽に予防的に行える，

治癒力を活かす，という特徴が支持される理由なのかもしれない。また，これらの特徴が西洋医学で足りないものを補っているとも考えられる。

なお，ホメオパシー治療薬は高度に希釈されていても有害な物質が残っていることがあり，安全とは言い切れない。また，通常医療の代わりに用いることで必要な治療が遅れる危険もある。日本国内では，日本医師会をはじめ多くの医学系学会で使用は慎むべきとの声明が出されている。

3. 補完代替医療の利用につながる背景

（1）多元的医療システムとは

ある社会において，単一ではなく複数の医療システムが共存していることを多元的医療システムといい，医療人類学者のチャールズ・レスリーが南アジアの事例をもとに提唱した。この状況は南アジアに限らず，多くの国々において，多様な補完代替医療が存在している状況も表している。基盤となる根本原理が異なる多元的な医療システムが並存している中で，人々は病気からの回復や健康増進を求めて，複数の医療システムを横断的に利用しているとされる。

精神科医で医療人類学者のアーサー・クラインマンは，これら複数の医療システムを心身の不調に対する解釈の違いによって，3つのセクターに分類している（**図14-5**[10]）。1つ目の「民間セクター」は，本人，家族，同僚，友人などいわゆる素人によって提供されるケアシステムである。このセクター内では，病気に対する解釈においては共通点が多い。2つ目の「民俗セクター」は，宗教的治療や薬草や鍼灸など伝統的医療の治療者が該当する。このセクター内では西洋医学とは異なるその土地の文化に根づいた病気の解釈を共有する。3つ目の「専門職セクタ

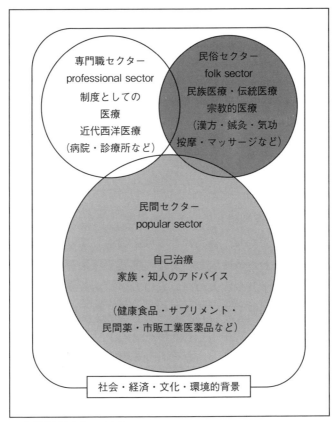

図14-5　**多元的医療システム**
（辻内琢也，鈴木勝己ほか「民俗セクター医療を利用する患者の社
会文化的背景：医療人類学的視点による質的研究」『心身医学』45
（1）：53-62，2005．を一部改変して引用）

ー」は，制度化された近代医療の医師や看護師などの治療者を指す。科
学的根拠に基づいた治療が提供されるが，病気の意味といった社会文化
的な側面においては食い違うことがある。たとえば，ちょっとした心身

の不調を感じた段階では，サプリメントを試したり，家族からのお風呂で温まると良い等のアドバイスをもとにセルフケアを行うことが多く，民間セクターが活用される。また，専門職セクターである医療機関にかかっていても，症状がなかなか改善しなかったり，完治できない病である場合には，鍼治療を試したり，お祓いやがん封じのお守り等，民俗セクターが活用されることもある。こうして，心身の不調を改善するために，人々が多元的医療システムを行き来することは，ごく自然に行われている。

（2）補完代替医療を利用している人の属性

　国内外の調査結果から，補完代替医療を利用している人は，男性より女性に多いことがわかっている。また，学歴や収入が高い人が多いとの調査結果もある。学歴や収入の高い人の方が，あらゆる情報にアクセスしやすく，自らの判断で補完代替医療を利用しやすいとも考えられる。また，保険適用ではない補完代替医療にはある程度費用がかかることと関連している可能性がある。一方で，心霊療法・ヒーリングといった特定の種類の補完代替医療は学歴が低い人が多く利用しているという調査結果もあり，情報や知識の不足が，健康的にも経済的にも不利益をもたらす可能性を示唆している。

4．補完代替医療とリスクマネジメント

　補完代替医療の利用は時には健康被害や効果のないヘルスケアに高額な費用を支払うなどの経済的な被害につながることもある。こうしたリスクを回避し，上手く付き合うためのポイントを整理していく。

（1）注意するべきキーワード

　現代の西洋医学に対し，人間を臓器や疾患を細分化して診るあまり病人を診るという視点が失われているなどの批判もある。補完代替医療の中には，このような現代医療の課題を解決するかのような印象を与えることでその有効性を訴えるものも少なくない。注意するべきキーワードとして以下の３つ[11]に注目してみよう。

①ナチュラル：自然

　「天然成分100％」など，自然なものは安全というイメージをもたらしやすいが，トリカブトや毒蛇など自然界にも有毒なものは少なくない。科学的に生成された薬剤へのアンチテーゼとしても用いられる。

②トラディショナル：伝統

　長い間用いられた療法の中には，経験的に安全性が確認されたものも確かにあるが，科学技術の進歩とともに淘汰されていくものも少なくない。伝統を検証し，良いものは残し，危険なものや効果のないものは捨てることが必要であり，伝統的というだけで安全とはいえない。

③ホリスティック：全人的

　通常の医師も患者の生活習慣や家族歴，年齢等背景を考慮し，科学的な検査と組み合わせ，全人的な視点を持って治療にあたっており，補完代替医療がより全人的であるという根拠はない。

（2）健康情報との付き合い方

　インターネットやテレビコマーシャルなど，健康情報はあらゆるところに溢れており，正しい情報を見極めることが難しくなっている。特に自分の健康に不安があるときには自分が望むような情報を信じるということが起こりやすい。**表14-1**に示したような「情報の見極め方」[12]を参考に，情報と冷静に付き合うことが必要となる。

表14-1　情報を見極めるための10か条

1. 「その根拠は？」と尋ねよう 　人に対する研究（臨床研究）で本当に効果が確認されているか。
2. 情報のかたよりをチェックしよう 　それは真実か。誰かの体験談を「うのみ」にしない。
3. 数字のトリックに注意しよう 　数字に過度な期待をしない。数字の裏にある，情報の送り手が強調しようとしているメッセージに注意する。
4. 出来事の「分母」を意識しよう 　一部の出来事（分子）の話ではなく，全体（分母）を意識する。
5. いくつかの原因を考えよう 　何かが原因と思う場合は「他の原因はないかな？」と考える。
6. 因果関係を見定めよう 　物事が起きた順序だけで，因果関係を決めつけない。
7. 比較されていることを確かめよう 　病気の原因や治療法の効果などの情報では「比較されているか？」を確認する。
8. ネット情報の「うのみ」はやめよう 　情報の発信者・発信日・何をもとにした情報かを確認する。
9. 情報の出どころを確認しよう 　誰がどこで発表した内容か，資金を出した団体と利害関係はないか。
10. 物事の両面を見比べよう 　ベネフィット（利益）とリスク（危険）を比較する。利益だけに注目しない。

（厚生労働省 eJIM『「統合医療」に係る情報発信等推進事業』：情報の見極め方.
より筆者作表）

5.　がん治療からみる補完代替医療の課題と展望

　がんは，2人に1人がかかるともいわれ，多くの人にとって身近な病

気だが，その治療の進歩は目覚ましく，生存率は大きく改善されてき
た。一方で，治療期間は長くなり，治療による副作用や，がんの侵襲に
伴う痛みなど課題も多い。完治せずに亡くなる人もいまだ少なくない。
ここでは，がん治療を通して補完代替医療の課題と展望を整理してい
く。

（1）がん患者における補完代替医療の利用実態

　2001年に国内で初めて，厚生労働省がん研究助成金による研究班によ
って，がん患者を対象とした補完代替医療の利用実態に関する大規模な
調査[13] が行われた。その結果，がん患者の約半数が1種類以上の補完代
替療法を利用しており，その利用にあたって平均月に5万7千円を出費
していることがわかっている。利用している補完代替医療は，健康食
品・サプリメントが96％とほとんどで，それ以外は気功，灸，鍼がいず
れも4％程度であった（**表14-2**[14]）。

　利用の主な目的は，「がんの進行抑制」が67％と最も多く，次いで
「治療」，「症状緩和」と続き，「通常医療を補完するため」が20.7％と最
も少なかった。一方で，治療効果については，「効果がある」と感じて
いるのは22％であるのに対し，「わからない」が70％を占めていた。利
用のきっかけは，「家族・友人からの勧め」が77％と多く，利用にあた
って主治医に相談した人の割合は40％弱にとどまっている。前述の多元
的医療システムのうち，民間セクターや民俗セクターの中で，補完代替
医療が推奨されている状況が窺える。

（2）医療者側の知識

　患者の半数が補完代替医療を利用している状況において，治療にあた
る医師はどのような認識を持っているのだろうか。同じく厚生労働省が

234

表14-2　がん患者における補完代替医療の利用に関する調査結果

補完代替医療を利用する目的	
がんの進行抑制	67.1%
治療	44.5%
症状緩和	27.1%
通常医療を補完するため	20.7%
（複数回答可）	
補完代替医療の利用を開始したきっかけ	
家族や友人からの勧め	77.7%
自らの意思	23.3%
（複数回答可）	
補完代替医療の効果の実感	
効果あり	24.3%
効果なし	6.2%
わからない	69.5%
補完代替医療の利用に関する主治医への相談	
相談した	39.3%
相談しなかった	60.7%

（Hyodo I., et al.: Nationwide survey on complementary and alternative medicine cancer patients in Japan. *Journal of Clinical Oncology*. 23: 2645-2654, 2005. の内容より筆者作成）

ん研究助成金による研究班による2001年の調査結果[14] を見てみよう（図14-6）。漢方，健康食品，鍼，アーユルベータなど12の補完代替医療について，「知識を持っているか」を聞いたところ，漢方は，知っている割合が半数を超えていたが，その他の療法については，7～8割が知らないと回答している。また，それらの療法を実践しているかという問いについては，漢方で8割，それ以外の療法は9割以上が実践していないと回答している。がん治療にかかわる補完代替医療においては，患者の

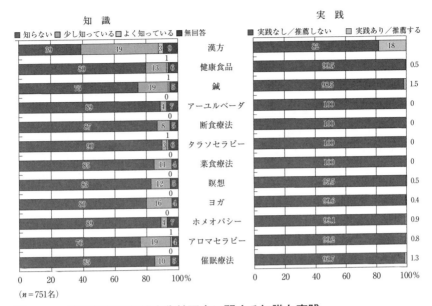

図14-6　臨床腫瘍医の補完代替医療に関する知識と実践
（大野　智「がんの補完代替医療」『日本食生活学会誌』27(1)：3-
6，2016. より転載）

高い関心と医師の知識や実践の格差が大きいことがわかる。

（3）がん治療における補完代替医療に伴うリスクと課題

　がん治療における補完代替医療によるリスクは，有害事象を引き起こ
すこと，通常医療による治療を障害すること，補完代替医療に先にアク
セスすることで通常の治療が遅延することの3点が考えられる。

　補完代替医療の中には，十分な根拠がないまま「がんが治る」と謳う
ものもあり，健康的にも経済的にも被害を受ける事例が後を絶たない。

　国内のがん治療に対しては，各種補完代替医療に対する科学的根拠を

とりまとめたクリニカル・エビデンス[15] が作成されている。このような取り組みにより，患者と医師が補完代替医療について率直に意見を交わし，安全かつ有効な治療がなされることが望まれる。

（4）統合医療ががん治療にもたらす効果とは

　がんそのものやがん治療に伴う苦痛に，西洋医学ですべて対処することは難しい。米国のがん治療における統合医療的取り組みを通して今後の補完代替医療の在り方について考えてみる。米国には，最先端の西洋医療と補完代替医療を組み合わせて提供している統合医療センターが29施設ある。これらの施設では，医師以外に鍼灸師，マッサージ師，瞑想インストラクター，栄養士，ヨガインストラクターといったスタッフが在籍しており，チームを組んで治療を提供している。統合医療センターのスタッフに対する調査から，統合医療によってうまく対応できた疾患や症状が示されており，がんもその1つに挙げられている（**図14-7**[17]）。各医療センターでがん患者に施されている療法は**表14-3**のように非常に多岐にわたる。「統合医療」は，従来型の医療とそうでない医療，西洋医学と伝統医学，そして心，体，精神を持つ全人的な存在である人間を文字通り統合して診ていく医療であるともいえる。日本国内においても，西洋医学以外を否定することなく，日本人に合った形で統合された医療が安全に選択できる環境の整備が進むことが期待される。

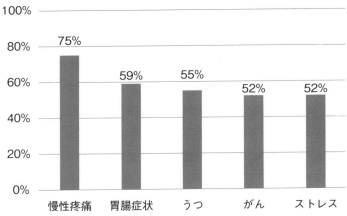

図14-7　米国の統合医療センターで臨床的に最もうまく対応できた上位5つの症状

注）がんは治癒ではなく，がんに伴う各種症状への対処を示す
(Horrigan B, Lewis S, Abrams DI, Pechura C.: Integrative medicine in America-How integrative medicine is being practiced in clinical centers across the United States. *Glob Adv Health Med.* 2012 July; 1(3): 18-94.より)

表14-3　米国の統合医療センターでがん患者に対し実施されている療法

実施されている療法	施設数
ヨガ	25
食事療法	24
マッサージ	24
瞑想	23
ビタミン	22
誘導イメージ療法	20
植物療法	20
マインドフルネスストレス低減療法	20
サプリメント	20
リラクゼーション	20
呼吸法	19
鍼治療	19
エクササイズ／フィットネス	18
気功	18
医薬品	17
プロバイオティクス	17
カウンセリング	16
太極拳	16
機能性医学	16
レイキ	15
ヒーリングタッチ	15
ジャーナリング	14

注）米国の29の統合医療センターに対し実施した調査結果
（Horrigan B, Lewis S, Abrams DI, Pechura C.: Integrative medicine in America-How integrative medicine is being practiced in clinical centers across the United States. *Glob Adv Health Med.* 2012 July ; 1(3) : 18-52. より筆者作表）

　放送授業では，医療機関での取り組みについて，聖路加国際病院において看護師として患者向けのヨガクラスを提供している鈴木陽子さんにお話しを伺う。

　講義概要は以下の**コラム**を参照されたい。

≪コラム：聖路加国際病院でのヨガクラス実施の取り組みについて≫

　聖路加国際病院では2014年よりヨガクラスを開催し，心疾患やがんをもつ患者が外来で週1回参加できる機会を設けている。ヨガは多くの研究結果からストレスの緩和や不安・抑うつ症状の改善，慢性疾患をもつ人の生活の質を改善させることなどが明らかになっている。

　一般的にはエクササイズやリラクゼーションとして親しまれているヨガだが，慢性疾患をもつ患者が気軽に参加できるクラスは少ない。病いとともにある人々が自己管理としてヨガを実践したくても，どこに行けばよいかわからないという声を多く聞く。当院ではこのような患者の需要に応えるために，医療者自らがインストラクターとなりヨガクラスを提供している。

　ヨガは有酸素運動やレジスタンストレーニング，リラクゼーションや瞑想といった様々な要素を取り入れることができる。当院ではヨガクラスをリハビリテーションとして位置づけ，病いによって低下した患者の身体的・心理的・社会的機能の回復を支援し，生活の質を改善させることを目的としている。心肺機能や筋力の向上をもたらすポーズや動き，呼吸法やマインドフルネス瞑想を取り入れ，心身両面における自己管理能力の向上につながるようなクラスの提供を目指している。

　参加した患者からは「病院でヨガができて安心」「体力がついて外出の機会が増えた」「姿勢が良くなり自信がついた」「呼吸法をするとリラックスできる」などの声が聞かれる。また「ここに来ると同じ経験をした仲間に会えるのが楽しい」と話す患者も多く，ピアサポートグループとしての効果も高いと感じている。

　医療機関でのヨガクラス開催に対する患者の需要は高いと思われるが，医学的知識の乏しいインストラクターが慢性疾患をもつ患者へヨガを教えることのリスクも少なくない。今後はその溝を埋められるようなインストラクターの育成が期待される。

学習の課題

1. 補完代替医療を選択したいと考えたとき，どんな点に注意するべきであろうか。情報の見極め方10か条を参考に具体的に挙げてみよう。
2. 多くの人が補完代替医療を利用している理由について，現代のヘルスケアシステムの在り方を踏まえて考えてみよう。
3. 日本国内の医療現場における補完代替医療の在り方には，どんな課題があると思うか。米国の統合医療センターの取り組みを参考に考えてみよう。

引用文献・ウェブサイト

1) 日本補完代替医療学会.
   http : //www.jcam-net.jp/info/what.html（2022年6月19日アクセス）
2) 厚生労働省.「統合医療」のあり方に関する検討会　これまでの議論の整理について.
   https : //www.mhlw.go.jp/stf/shingi/2r9852000002vsub-att/2r9852000002vsy2.pdf（2022年6月19日アクセス）
3) World Health Organization.　WHO traditional medicine strategy : 2014-2023. 2013.
   https://www.who.int/publications/i/item/9789241506096（2022年6月18日アクセス）
4) 石橋由基，堀口逸子ほか「日本の統合医療の利用状況—インターネット調査を利用して—」『厚生の指標』63(13): 25-30, 2016.
5) 厚生労働省．いわゆる「健康食品」のホームページ.
   https://www.mhlw.go.jp/stf/seisakunitsuite/bunya/kenkou_iryou/shokuhin/hokenkinou/index.html（2022年6月18日アクセス）

6) Eisenberg DM, Kessler RC, Foster C., et al.: Unconventional medicine in the United States. Prevalence, costs, and patterns of use. *N Engl J Med,* 328(4): 246–252, 1993.

7) Clarke, T. C., Black, L. I., Stussman, B. J., Barnes, P. M., & Nahin, R. L.: Trends in the use of complementary health approaches among adults : United States, 2002–2012. *National health statistics reports,* 79 : 1–16, 2015.

8) Weidenhammer W, Lewith G, et al.: EU FP7 project 'CAMbrella' to build European research network for complementary and alternative medicine. *Forsch Komplementmed.* 18(2): 69–76, 2011.

9) Eardley S., et al.: A systematic literature review of complementary and alternative medicine prevalence in EU. *Forsch Komplementmed.* 19 Suppl 2 : 18–28, 2012.

10) 辻内琢也，鈴木勝己ほか「民俗セクター医療を利用する患者の社会文化的背景：医療人類学的視点による質的研究」『心身医学』45(1): 53–62，2005.

11) Sion. S, Edzard. E., 青木　薫（訳）『代替医療解剖』新潮文庫，2013.

12) 厚生労働省 eJIM『「統合医療」に係る　情報発信等推進事業』. 情報の見極め方．
https://www.ejim.ncgg.go.jp/public/hint/index.html（2022年 1 月 8 日アクセス）

13) Hyodo I., et al.: Nationwide survey on complementary and alternative medicine cancer patients in Japan. *Journal of Clinical Oncology.* 23 : 2645–2654, 2005.

14) 大野　智「がんの補完代替医療」『日本食生活学会誌』27(1): 3–6，2016.

15) 日本緩和医療学会　緩和医療ガイドライン委員会編：『がんの補完代替療法クリニカル・エビデンス』金原出版，東京，2016.

16) Horrigan B, Lewis S, Abrams DI, Pechura C.: Integrative medicine in America–How integrative medicine is being practiced in clinical centers across the United States. *Glob Adv Health Med.* 2012 July ; 1(3): 18–94.

参考文献・ウェブサイト

厚生労働省 eJIM『「統合医療」に係る情報発信等推進事業』.
　https://www.ejim.ncgg.go.jp/public/index.html（2022年2月26日アクセス）
National Center for Complementary and Integrative Health.
　https://www.nccih.nih.gov/（2022年2月26日アクセス）
大野　智，津谷喜一郎『別冊医学のあゆみ　補完代替医療とエビデンス』医歯薬出
　版，東京，2016.

15 | 健康に生きることができる社会を実現するために

戸ヶ里泰典

《**学習のポイント**》 私たちが健康的に生活できる，より良い社会とはどのようなものなのか。また，健康や医療を社会的に見ることを通じて，どのようにそれを実現することができるのだろうか。これまでの授業内容をふりかえりつつ，また，WHOのヘルスプロモーションを見直しながら，その答えを模索しつつ，今後の課題を考える。
《**キーワード**》 予防，ヘルスプロモーション，エンパワメント，アドボカシー，健康影響評価，健康都市

---

1. ヘルスプロモーション

（1）WHO（世界保健機関）のヘルスプロモーション

　1970年代に疾患の要因として生活習慣，ライフスタイルに注目が集まったことや，ラロンド・レポートで見たように，健康に関することを保健医療システムだけに頼るのは偏っているという認識が深まってきた。他方で，生活習慣に着眼することにより，疾病の自己責任論が生じる危険性の指摘も相次ぎ，1980年代の欧米では，個人の責任ではなく政策的に接近し対策を検討することが必要であるという機運が高まった。そこでWHOは1986年にカナダのオタワで第1回ヘルスプロモーション世界会議を開催して，オタワ憲章を発表した。

　なお"promotion"は日本語で推進・増進と訳すことができる。そのためヘルスプロモーションには，健康増進または健康推進の両方の訳が

当てられている。しかし両者の間には大きな違いがある。「推進」は前に進むという単純な意味もあるが，組織や集団において事業や運動が前進する意味で用いられることもある。他方「増進」は組織や集団ではなく個人における問題で，たとえば食欲や学力の増進といったかたちで用いられる。WHOのヘルスプロモーションは個人の疾病予防よりも集団や地域に光を当てたものであるから，「健康増進」ではなく「健康推進」と日本語表現するのが適切である。予防医学における一次予防は個人レベルであるため「健康増進」が適切である[1]。WHOは，ヘルスプロモーション（健康推進）とは，人々が自らの健康をコントロールし，改善できるようにする過程を指すものとし，次に挙げる4点が強調された。

①**健康の必要条件**（平和，住居，教育，収入，安定した生態系，持続可能な資源，社会正義と公平性）の確保

②**アドボケート**（世に訴え続けて政治や文化に生かす）する

③**能力付与**（個人の潜在的能力，サポーティブな環境，情報へのアクセス，生活のスキル，等）

④**調整**（保健医療部門だけでなく，社会経済的部門，非政府組織，産業，メディア等の各部門の調整）が必要

　この指摘は，医療専門家や先端医療技術を介して推進されてきたそれまでの健康政策の在り方とは大きく異なることから，大きなインパクトがあった。その後2005年にバンコクで行われた第6回ヘルスプロモーション世界会議において，オタワ憲章後の世界情勢や研究の蓄積を踏まえた改訂が行われた（バンコク憲章）。ここでは，「健康決定要因」という用語が加えられ（第3章参照），ヘルスプロモーションとは，人々が自らの健康とその決定要因をコントロールし，改善できるようにする過程を指す，と修正がなされた。さらに，次の5つの戦略に再整理された。

すなわち，①人権や連帯に立脚して，健康のためのアドボカシーを支援すること，②健康決定要因対策のための持続可能な政策，活動，基盤整備に資金を与えること，③政策開発，リーダーシップ，ヘルスプロモーション活動，知識共有，研究やヘルスリテラシーのための能力形成をすること，④危険からの高い水準の防護を保証し，すべての人々の健康や福祉のための公平な機会を可能にするような法規を作る，⑤公的機関，民間組織，非政府組織，国際機関と市民社会が，持続可能な活動の創造のために協働し，連携すること，である。

（2）疾病予防と WHO のヘルスプロモーション（健康推進）の違い

　先述のように，WHO のヘルスプロモーションは全世界に，様々な形でインパクトをもたらした。しかし日本ではこの内容を政策内容に十分に生かし切れてこなかった。その理由として日本における健康政策が「予防」偏重の傾向であった点が指摘されている[2]。

　疾病予防とは疾病の危険因子（リスクファクター）を低減させ，疾病の発生を防止するだけでなく，進行を抑え，一度疾病が発現した後にも疾病の影響を弱めるための対策を含む，と定義されている。第2章の**表2-1**で見たように，医学者のリーベルとクラークは，疾病予防を大きく三段階に，一次予防，二次予防，三次予防に分類した[3]。一次予防とは主に個人の健康増進により疾病の発生を減らすことを指す。たとえば，栄養教育や禁煙プログラムなどが相当する。二次予防とは疾患の早期発見と早期治療のための対策を指す。がん検診やスクリーニング検査などが相当する。三次予防とは疾病発生後のリハビリテーションに相当し，疾病の影響を緩和して苦痛がなく生活できるための対策を指す。なお，近年の日本では「ゼロ次予防」という用語も出てきており[4]，健康の社会的決定要因への対策として位置づける動きもある。

　ただし，疾病予防と健康推進の立場は大きく異なる。疾病予防は第1章で扱ったようにあくまでも疾病生成論の観点であり，健康推進は，健康生成論の観点である。ゼロ次予防という観点についても，疾病予防の枠組みの中に位置づけている以上，疾病中心の考え方になっているといわざるを得ないだろう。他方，健康推進つまり WHO のヘルスプロモーションは，健康要因を特定したうえで，提供あるいは醸成・強化し，活用することを通じて，市民がいかにしてより健康的に生きることを実現するかに関心を持っている。

　日本に導入された「ヘルスプロモーション」は，当初は予防の第一段階である「健康増進」の意味でとらえられ，あくまで個人の疾病予防の範疇の理解にとどまった。また，健康というよりも疾病に重点が置かれ，第2章で見たように健康日本21（第一次）は十分な成果を出すことができなかった。社会学者の園田恭一氏は健康日本21（第一次）の特徴について次のように整理している。つまり「日本での『健康日本21』の施策が，あまりにも，中央主導，専門職主導となりすぎていて，地方自治体の独自性や地域住民の参加などが十分なものとはなっていないこと，またその健康への取り組みが依然として『病気や症状や異常』の発見や軽減や治療などに置かれていて，生命力や生活能力や人生の質を伸ばし，高めるという健康づくりには向かっていないこと[2]」である。

（3）エンパワメント

　オタワ憲章やバンコク憲章における健康推進戦略の一つに「能力形成」がある。ここには地域のみならず個人に対する戦略も含んでおり，従来いわれていた「健康増進」の発想つまり講義等による禁煙教育や栄養教育といった知識詰込み型ではなく「力」に着眼したエンパワメントといわれている考え方が基礎になっている[5]。エンパワメントとは 'em

（入れる）'＋'power（力）'＋'ment（名詞化の接尾辞）' という英語を見ればわかるように，パワーを付与すること，という意味の用語である。WHO は健康に関連するエンパワメントを「健康に影響する意思決定や行動をよりコントロールできるようになる過程」と定義し，個人レベルと集団レベルの両者があることを示している[6]。

　英語の 'power' も日本語の「力」に近い，多くの意味を持っており，権力，権限，能力，威力，効力，知力，生活力などの意味がある。なお，エンパワメントについての説明でパワレス（powerless）状態という用語が出てくることが多い。パワレスとは，パワーがない，という意味で，先に示した力の様々な意味のどれか一つ，あるいは複数が欠如している状態を指す。エンパワメントはパワレス状態にある人・組織・地域に対して，何らかのパワーを付与すること，あるいはその過程を意味しているととらえると良いだろう。ここで用いられる「パワー」は様々なものがあり，目的によって異なる。しかしパワーに働きかけるという点で共通しており，そうした取り組みの総称がエンパワメントである。禁煙や運動，栄養改善など健康に関連する保健行動を疾病の発生防止の形に変容させていく[a] 要因の一つにはこうした力の形成があり，エンパワメントにより保健行動が改善し，健康の実現につながる，と整理することもできる。しかし，WHO のヘルスプロモーションでは必ずしもそうではなく，エンパワメントも一つのゴールとなっている。これは生命・生活・人生の質（quality of life：QOL）の向上が最終目的であるとすると，エンパワメントにおいて想定している「力」自体がその人のQOL の一部となっていること[7] に他ならない。

---

a）「行動変容」と呼ばれている。

2. 健康と政治・政策

（1）アドボカシーとヘルスアクティビズム

　WHO のヘルスプロモーションにおける一つの柱に「アドボケイト（advocate）」があった。アドボケイトは英語の "advocacy（アドボカシー）" の動詞形で，アドボカシーは「政府や自治体に対して影響をもたらし，公共政策の形成及び変容を促すことで，社会的弱者，マイノリティ等の権利擁護，代弁の他，その運動や政策提言，特定の問題に対する様々な社会問題などへの対処を目的とした活動」を指す[8]。健康のためのアドボカシーとして WHO では「特定の健康目標またはプログラムに対して，政治の関与，政策支援，社会的受容および制度的支援を得るために設計された個人的および社会的行動の組み合わせ[6]」と定義している。

　アドボカシー活動は主に次の4段階で実施される。第一が権利擁護で，患者やマイノリティが守られるべき権利を代弁したり擁護したりする活動である。第二が政策提言，第三が政治家や政府関係者に直接働きかけたりプレスリリースするロビイング活動である。最後は企業による徹底した顧客第一主義を貫くアドボカシーマーケティングである[8]。

　アドボカシーがなぜヘルスプロモーションにおいて重要であるのかを理解する際に，例としてよく挙げられるのが HIV／エイズ対策である。具体的な例を**コラム**に挙げた。アドボカシーを通じて医療費や予防費の確保，治療薬の開発と承認，治療薬の薬価の引き下げ，差別政策の撤廃，政治リーダーへの働きかけなどが行われた。

　類似の用語としてヘルスアクティビズムがある。ヘルスアクティビズムとは，政治や社会に向けた活動を通じて改革を目指す当事者やそれに近い人たち（アクティビスト）が抱いている活動・行動に関する考え方

や向き合い方，イデオロギーとしての表現を指す。ヘルスアクティビズムによる取り組みの代表例をいくつか見ていこう。

　まず，認知症がある人とその家族が，たすきをつないで北海道から沖縄まで日本全国を縦断して走る取り組みが行われている^{b)}。認知症があってもサポーターとともにたすきをつないで走ることができるという表現がここにあり，こうした取り組みに賛同したボランティア等の協力者やメディアを通じて，認知症がある人に対する一般市民の見方が変わったり，理解が深まったりし，認知症にやさしい街づくりにつながるなど，様々な波及効果があげられている。

　次に，第7章でゲストとして紹介した高久氏が代表をしている日本HIV陽性者ネットワーク・ジャンププラスの活動もヘルスアクティビズムの例として挙げられるだろう。HIV陽性者に対する交流会を定期的に開催し，情報支援やネットワークづくりを積極的に行っている他，陽性者への差別・偏見の解消に向け，政治家への働きかけや，HIV陽性者の代弁者として要望書を提出するなど，アドボカシー活動を行っている。アドボカシーとはヘルスアクティビストによる手段あるいは主要な活動形態の一つと理解することができるだろう。

≪コラム：HIV／エイズアドボカシーの例≫⁹⁾

● ブラジルではHIV陽性者，HIVに大きな影響を受けている人，人権アクティビスト，保健医療従事者といった多数の人たちが動いて，国家エイズ対策プログラムの策定を促し，実質的に国内のすべてのHIV陽性者が公費負担で抗レトロウイルス治療を受けられるようになった。
● ウクライナでは1999年時点で，HIVに影響を受けている人びとがサービスをまったく受けられないという現実に直面していた。このため，

---

b）RUN伴　https://runtomo.org/

全ウクライナHIV陽性者ネットワークが，抗議行動やメディアでの呼びかけ，ロビイングなど様々な手段を使って治療，ケア，支援へのアクセスを求めた。その結果，現在では何千というHIV陽性者が基本的な医療サービスを受けられるようになった。

- 米国では，1990年代初頭に創設された治療行動グループ（TAG）が，エイズの治療法に関する専門家として認められるようになっている。分析やコミュニケーション，ロビイングなどの活動を通し，TAGは政府機関の医学者，製薬会社研究員，米食品医薬品局職員らに対して，新しいエイズ治療薬の開発促進や米国立衛生研究所（NIH）のエイズ研究資金増額などを働きかけている。

- 東南アジア諸国では法律家協会（Lawyers Collective），アジア太平洋HIV陽性者ネットワーク（APN＋），国際治療準備連合が訴訟と抗議により，ジェネリック（後発医薬品，薬価が安い）の抗HIV薬の製造販売を制限する知的財産関連法に対抗した。その結果インドから治療薬を調達することで，ジェネリック治療薬の利用ができるようになった。

（2）健康影響評価

　「影響評価（インパクトアセスメント）」は，政策や事業の波及効果を予測して対処することを指し，日本では環境アセスメント（environmental impact assessment）が有名である。環境アセスメントは，道路や鉄道，ダム，発電所の建設など大規模な開発事業を実施するにあたって，調査に基づいて，環境にどのような影響を与えるのか，変化を予測し，影響を評価することを指す。日本国内では，環境影響評価法という法律で規定，管理されている。

　健康に特化した影響評価を健康影響評価といい，「提案された政策，施策，事業によって生じる可能性のある健康影響や健康事象に関連する要因（健康の社会的決定要因）の変化，影響を受ける集団及び集団の属

性の違いによる影響の違いを事前に予測・評価することによって，健康
影響に関する便益を促進し，かつ不便益を最小にするように，提案され
た政策，施策，事業を適正化していく一連の過程と方法論のこと」とさ
れている[10]。

　健康影響評価はヨーロッパでは1990年代より開始され，日本は遅
く，2000年代半ばごろから注目されてきているが，法整備はされていな
い。健康影響評価への着眼は，第３章で扱ったように，健康の社会的決
定要因に関する様々な研究成果が蓄積されてきたことと関係がある。
WHO が発表した「確かな事実」には社会格差や，ストレス，幼少期の
教育，食品や交通，労働や貧困といった10の要素が挙げられていた（**表
３−１**[11] 参照）。これらに関連する政策や事業の多くは，直接保健医療の
専門家を介さないもので，担当部局についても保健医療以外の部門が担
当する内容となっている。つまり，健康影響評価はオタワ憲章の最後に
挙げられていた「調整」という健康推進戦略に相当するともいえるだろ
う。ヨーロッパにおける健康影響評価の流れを**図15−1** に示した[12]。

　国や自治体において，健康影響評価を導入するメリットはどこにある
のだろうか。国や自治体の政策や事業の実施にあたって，長期にわたる
住民の健康やウェルビーイング（幸福）を実現することが目的となって
いる以上，どのような点で健康に悪影響があるのか，あるいは好影響を
もたらすものなのか，可視化し，事業者と住民とが共有しつつ，それを
改善していくことが必要となるだろう。実際に健康影響評価を実装した
都市は，健康の社会的決定要因の理解の向上，政策立案および意思決定
において，健康が重要な要素として位置づけられた[13]。さらに，健康に
関する部門横断的な作業の開始と改善，住民の健康に有利になる意思決
定への影響などが明らかになっており[13]，期待されている。また，国や
自治体による公共事業だけでなく，企業の事業であっても，周辺住民と

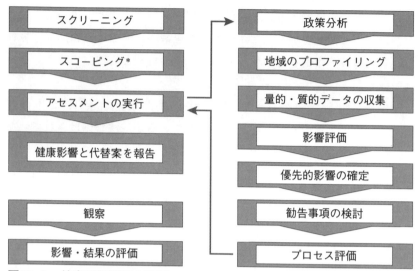

図15-1　健康影響評価の手順
＊スコーピング：事業計画，評価方法を確定する手続きのこと。
計画や方法を公開し，公開討論会やヒアリングなどを通じて広く
意見を求める。
（WHO. European Policy Health Impact Assessment. 2004. をもと
に著者作成）

の共存共栄を図っていくことが必要で，意思決定支援ツールとしての健
康影響評価の導入は，きわめて重要になっていくだろう。

（3）健康都市―EU 諸国での取り組み

　WHO ヨーロッパ支局は「健康都市（healthy city）アプローチ」とい
う戦略を展開している（**表15-1**）。これは1986年に開始されたプロジェ
クトで，次のような特徴を持つ都市づくりを指す。つまり，「物理的・
社会的環境を継続的に創造・改善し，人々があらゆる生活機能を使い，

表15-1　健康都市のねらい

- 高い品質（住宅品質を含む）で清潔で安全な物理的環境
- 現在安定しており，長期的に持続可能な生態系
- 力強く，相互に協力的で，搾取的でないコミュニティ
- 市民の生活，健康，ウェルビーイングに影響する意思決定に対して，高水準での参加と管理
- すべての人々の基本的なニーズ（食料，水，避難所，収入，安全，仕事）を満たすこと
- 人々が様々な経験や資源を得ることができ，様々なつながり，相互作用，コミュニケーションの機会を得る
- 多様で活気に満ちた革新的な経済活動
- 歴史や，住人にとっての文化的自然的遺産や，グループや人とのつながり
- 前述の特性と互換性があり強化する形態
- すべての人が利用できる，最適な水準で適切な公衆衛生・医療サービス
- 高い健康状態（高水準のポジティブ・ヘルスと低水準の疾患）

（WHO regional office for Europe. Healthy city checklist. 2022. をもとに著者作成）

最大限の可能性を発揮するために相互に支え合うことを可能にするコミュニティ資源を拡大する都市」である。このプロジェクトを開始した当時は，オタワ憲章の制定のころで，ヨーロッパにおいてもヘルスプロモーション・ムーブメントが生じていた時代でもある。「都市（city）」に着眼をしたのは，人々の健康を実現するうえで最も適した単位であると見られていたからであった。都市（日本でいうところの区市町村）は，最も市民に近い行政組織である一方で，健康に対して多くの部局で扱うことができる権限や構造もあり，市民は居住している区市町村に対してアイデンティティを持っていることなどがその理由に挙げられた。「WHO ヨーロッパ健康都市ネットワーク」は2018年で30周年を迎え，その時点で約100の主要都市と30のネットワークがあり，加盟した自治

体は約1,400に上る大きなプロジェクトとなった。5年おきに，数量だけでなくケーススタディに基づいた評価が行われており，多くの地域で特殊性に沿った取り組み（歩行者専用道路化の推進によるヒートアイランドの減少とウォーキングをする人の増加など）が行われた他，健康格差の縮小，住みやすさの評価の向上などの成果が見られている。

　先に紹介した健康影響評価は，この健康都市プロジェクトの第Ⅳ期（2003～2008年）より登録都市において実装されることになった。WHOヨーロッパ支局は標準化された評価ツールキットを公開して使用可能としており，健康影響評価は健康都市プロジェクトにおいて定着した。実際にプロジェクト計画においてもこの評価の利用が掲げられている。健康都市の目標達成と健康影響評価は密接な関係となっている[13]。

　日本では1993年に「健康文化と快適な暮らしのまち創造プラン」という厚生省の事業が発足したが，当初より生活環境整備などハード面の整備と成人病予防のための生活習慣指導が中心となっており，ヨーロッパの健康都市とは大きく異なった方針であった。しかし1997年で事業は中止され，2000年からの健康日本21に移行することになった[2]。他方，2003年にWHO西太平洋地域事務局の呼びかけにより，東アジア・オセアニア地域で健康都市連合（Alliance for Healthy Cities）が創設された。これはヨーロッパにおける健康都市プロジェクトの一環で，2005年にはすでに連合に加盟していた沖縄県平良市（現宮古島市）・千葉県市川市・愛知県尾張旭市・静岡県袋井市の4市が発起人となり，日本支部も発足した。2020年4月現在で41都市3団体が加盟している[14]。

（4）健康日本21（第二次）

　健康日本21（第一次）は十分な成果を得るにいたらなかった。このことを踏まえ，新たな方針を設定した第二次が2013年より開始された。第

表15-2　健康日本21の第一次と第二次の基本方針比較

健康日本21（第一次）	健康日本21（第二次）
● 一次予防の重視 ● 健康づくり支援のための環境整備 　1)社会全体による支援 　2)休日休暇の活用促進 ● 目標の設定と評価 　栄養・食生活・身体活動・運動・休養・心の健康づくり・たばこ・アルコール・歯の健康・糖尿病・循環器病・がん ● 多様な関係者による連携のとれた効果的な運動の推進 　1)多様な経路による情報提供 　2)ライフステージや性差等に応じた健康増進の取り組みの推進 　3)多様な分野における連携	● 健康寿命の延伸と健康格差の縮小 ● 生活習慣病の発症予防と重症化予防の徹底 ● 社会生活を営むために必要な機能の維持および向上 ● 健康を支え守るための社会環境の整備 ● 栄養・食生活・身体活動・運動・休養・飲酒・喫煙・および歯・口腔の健康に関する生活習慣および社会環境の改善 ● 上記を実現するため，栄養・食生活など各分野に関する生活習慣の改善が重要であり，ライフステージや性差，社会経済的状況等の違いに着目し，生活習慣病を発症する危険度の高い集団などへの働きかけを重点的に行うとともに，地域や職場等を通じた国民への働きかけを進める

　一次と第二次の基本方針の比較を**表15-2**に示した。ここに見るように最初に健康格差を挙げるなど大きく様変わりしている。ただし，生活習慣の改善による疾病予防は，引き続き重要な位置になっている。2018年には中間報告があり，がん死亡率，がん検診の受診者数，脳血管疾患・虚血性心疾患の死亡率，高血圧症者数，等が改善していることが報告された。また，脂質異常症やメタボリックシンドローム該当者や予備群，糖尿病合併症者等については変化がないことがわかっている。
　生活習慣への直接的な効果について見てみると，喫煙者の低下や齲歯

（虫歯）がない子どもの増加が見られたが，適正体重の維持者や適正な栄養摂取者，運動習慣者，睡眠による休養，危険な量の飲酒者は変化が見られていない。しかし，住民の健康に向かった街づくりに取り組む自治体数，食品中の食塩や脂肪の低減に取り組む企業や飲食店が増加するなどの効果は見られている。こうした社会環境の改善を通じて間接的に，疾患の罹患だけでなく，健康の改善につながることが期待される。

3. おわりに

本書では15章にわたって様々な健康と社会にかかわるトピックを解説してきた。健康と社会にかかわる行動科学や社会科学における様々な理論や知見についてわかりやすく整理し，私たちが生活者として健康や医療に向き合ってより良い社会生活を送り，健康に生きていくことのヒントとなる知識を扱ってきたつもりである。

宗教家で哲学者として知られるイヴァン・イリイチは，第13章でも扱った医療化について，近代西洋医療をかつての帝国主義による列強国の植民地支配になぞらえて，過激な批判を展開した[15]。その中で一つのキーワードとなっている用語が「医原病」という考え方である。医療化が進展することで，専門家や医療技術を通じて人々には臨床的，社会的，文化的の3つの医原病が発生するとしている。臨床的医原病とは，薬剤の副作用や過度な外科手術の適用，医療過誤などによって生じるもので，社会的医原病とは，医療専門家や製薬会社・医療機器会社などが，通常であれば生活経験であるものを病気として過剰な医療や治療の対象とする医療化によって生じるとされている。これにより本来人が持つ意思決定能力が縮小されていくことがいわれている。また，イリイチは言及していないが，医療により引き起こされる貧困状態を医原的貧困（ia-

trogenic poverty）と呼び，ここに含まれる。文化的医原病とは，病い
や苦しみ，死など，人間が本来，苦痛を耐え忍ぶ伝統的な技や習慣を切
り離してしまい，そうした人間的な力が失われていくことを指す。つま
り，苦痛やつらい現実に直面しつつ，それを乗り越えていく経験が奪わ
れてしまうことにより，人間性や対処する能力自体が「退化」していっ
たというのである。

　仏教用語に四苦，「生老病死」という言葉がある。これは人生におい
て逃れることができない苦悩として，生まれること，老いること，病む
こと，死ぬことの4つがある，という教えである。社会的・文化的医原
病に見るように，この生老病死は，近代化前には私たちの日常にあった
が，現代社会においては，専門家や保健医療システムが担うものとなっ
たといえるだろう。さらに哲学者の鷲田清一氏は，かつては家族や近隣
が担っていた生老病死を世話すること自体も，専門家や保健医療福祉の
サービスシステムに賃金や税金あるいは保険料を払う代わりに預けてし
まい，クレームを言うことはできるが，世話する能力自体が衰えてきて
いるのではないかと指摘している[16]。

　では，こうした事態に対して，私たちはいったいどうすればよいの
か？という問いに対する決定的な答えはない。ただし，イリイチがこう
した問いを受けた時の回答は次のようであった。「闇の中にろうそくを
運ぶこと，闇の中のろうそくの明かりになること，自分こそ闇の中の炎
であると知ることです」[17]。本授業をはじめ，放送大学で学ぶ知識のな
にがしかが，この闇の中のろうそくとなって，受講者がともす炎をより
明るくする助けとなれば幸いである。

　ただし，紙面や授業枠数の制限があり，十分に扱うことができなかっ
たトピックも多い。特に医療とのかかわりの部分，医師をはじめとする
医療専門職との関係性など，健康とのかかわりにおいて重要な内容にな

り，ヘルスコミュニケーションという研究領域の名称で，様々な学問的知見がある。また，先端医療や，生命倫理，マイノリティの人々と健康，性やジェンダーと健康に関するトピックも今回は十分に扱えていない。こうした知識は，本章末にいくつか図書を挙げているので，追加して学習を続けていただきたい。

　また，本書において提示された様々な知識は，自然に沸いたものではなく，過去の様々な学者・研究者によって論文や学術書となっている。論文を読むためには一定の訓練が必要ではあるが，関心がある内容については，ぜひ論文の読解に取り組んでいただきたい。

　最後に，知識を身につけることは知恵につながり，その知識は様々な情報に価値を加えて整理したものである。情報は，データに価値を加えたものである。データを収集し，データの段階から知識の段階に引き上げていく作業の一つが研究と呼ばれている作業である。次の段階としては卒業研究などの機会を通じて，知識を作り出すという作業にも挑戦していただきたいと思う。

学習の課題

1．健康増進と健康推進の意味内容の違いを整理してみよう。
2．あなたの身のまわりや知っていることから，アドボカシーの例を探し出してみよう。
3．今後の日本の健康政策のありかたについて自分の考えを整理しよう。

引用文献・ウェブサイト

1）山崎喜比古（編著）『健康と医療の社会学』東京大学出版会，東京，2001.

2）園田恭一『社会的健康論』東信堂，東京，2010.

3）Pandve HT.: Changing concept of disease prevention : From primordial to quaternary. *Archives of Medicine and Health Sciences.* 2(2): 254. 2014. doi : 10. 4103/2321-4848. 144366

4）世界保健機関. 木原雅子・木原正博（監訳）『WHO の標準疫学（第 2 版)』三煌社，2008.

5）湯浅資之，中原俊隆「エンパワーメント理論から見たプライマリヘルスケアとヘルスプロモーションの戦略分析に関する考察」『日本公衆衛生雑誌』53(2): 71-76，2006.

6）WHO. Health Promotion Glossary of Terms 2021.
https://www.who.int/publications/i/item/9789240038349（2022年 3 月19日アクセス）

7）橋本卓也，岡田進一，白澤正和「障害者のセルフ・エンパワメントの内的生成要因について―自立生活を送る重度障害者に焦点をあてて―」『社会福祉学』48(4): 105-117，2008.

8）神馬征峰「グローバルレベルのアドボカシー：エイズアドボカシーからの教訓」『日本健康教育学会誌』23(3): 218-223，2015.

9）国連合同エイズ計画. アドボカシーへの投資. 2016.
https://api-net.jfap.or.jp/status/world/booklet016.html（2022年 3 月19日アクセス）

10）石竹達也「政策評価に社会医学の視点を―ツールとしての HIA（健康影響予測評価）の必要性」『社会医学研究』30(2): 63-72，2013.

11）WHO regional office for Europe. Healthy city checklist. 2022.
https://www.euro.who.int/en/health-topics/environment-and-health/urban-health/who-european-healthy-cities-network/what-is-a-healthy-city/healthy-city-checklist（2022年 2 月22日アクセス）

12）WHO. European Policy Health Impact Assessment.2004.

https://ec.europa.eu/health/ph_projects/2001/monitoring/fp_monitoring_2001_a6_frep_11_en.pdf（2022年2月22日アクセス）

13) Simos J, Spanswick L, Palmer N, Christie D.: The role of health impact assessment in Phase V of the Healthy Cities European Network. *Health Promotion International*. 30（suppl_1）: i71–i85, 2015. doi: 10. 1093/HEAPRO/DAV032

14) 健康都市連合日本支部.
https://japanchapter.alliance-healthycities.com/index.html（2022年2月23日　アクセス）

15) イヴァン・イリッチ. 金子嗣郎（訳）『脱病院化社会　医療の限界』晶文社, 東京, 1998.

16) 鷲田清一『しんがりの思想　反リーダーシップ論』角川書店, 東京, 2015.

17) イバン・イリイチ. 高島和哉（訳）『生きる意味―「システム」「責任」「生命」への批判』藤原書店, 東京, 2005.

参考文献・さらに学習を進めたい方への推薦図書

山崎喜比古（監修）, 朝倉隆司（編）『新・生き方としての健康科学（第二版）』有信堂, 東京, 2021.

中川輝彦・黒田浩一郎（編著）『よくわかる医療社会学』ミネルヴァ書房, 京都, 2010.

丸井英二（編）『わかる公衆衛生学　たのしい公衆衛生学』弘文堂, 東京, 2020.

神馬征峰『「みんなの健康学」序説―公衆衛生を動かした先達からのメッセージ』風間書房, 東京, 2016.

石川ひろの『保健医療専門職のためのヘルスコミュニケーション学入門』大修館書店, 東京, 2020.

索引

● 配列は，欧文はアルファベット順，和文は50音順，＊は人名を示す．

分担執筆者紹介

（執筆の章順）

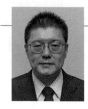

前田　泰樹 （まえだ・ひろき）
・執筆章→ 4

1971年	東京都に生まれる
1995年	一橋大学社会学部卒業
2001年	一橋大学大学院社会学研究科博士後期課程単位取得退学
現在	立教大学社会学部教授。博士（社会学）
専攻	医療社会学，質的研究方法論，理論社会学
主な著書	『心の文法―医療実践の社会学』単著，新曜社
	『遺伝学の知識と病いの語り―遺伝性疾患をこえて生きる』共著，ナカニシヤ出版
	『急性期病院のエスノグラフィー―協働実践としての看護』共著，新曜社
	『ワードマップ　エスノメソドロジー―人びとの実践から学ぶ』共編著，新曜社
	『社会学入門―社会とのかかわり方』共著，有斐閣
	『概念分析の社会学―社会的経験と人間の科学』共編著，ナカニシヤ出版
	『概念分析の社会学2―実践の社会的論理』共編著，ナカニシヤ出版

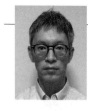

濱野　強 （はまの・つよし）
・執筆章→ 8 ・10

1978年	茨城県に生まれる
2003年	筑波大学大学院修士課程体育研究科健康教育学修了
2013年	島根大学大学院医学系研究科医科学専攻博士課程修了
現在	京都産業大学現代社会学部健康スポーツ社会学科教授。博士（医学）
専攻	健康社会学，健康教育学，公衆衛生学
主な著書	『保健・医療・福祉の研究・教育・実践』共著，東信堂
	『新体系　看護学全書　基礎科目　社会学』共著，メヂカルフレンド社

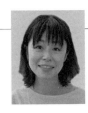

阿部　桜子 (あべ・さくらこ)

・執筆章→ 9・14

1978年	埼玉県に生まれる
2002年	聖路加看護大学卒業
2012年	東京大学大学院医学系研究科健康科学・看護学専攻博士後期課程修了
現在	東京慈恵会医科大学付属病院看護部，メディカルケア虎ノ門，㈱NTTドコモ総務部健康相談室を経て，TIS㈱人事部健康相談室保健師。博士（保健学）
専攻	産業保健学，健康社会学
主な著書	『生き方としての健康科学』共著，有信堂高文社 『食育の現状と意識に関する調査報告書』共著，内閣府食育推進室

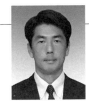

松繁　卓哉 (まつしげ・たくや)

・執筆章→11・12・13

1972年	東京都に生まれる
1996年	早稲田大学政治経済学部経済学科卒業
2004年	Master of Science in Medical Sociology, Department of Health and Social Care, Royal Holloway, University of London 修了
2009年	立教大学大学院社会学研究科社会学専攻博士後期課程修了
現在	国立保健医療科学院　医療・福祉サービス研究部　上席主任研究官。博士（社会学）
主な著書	『「患者中心の医療」という言説—患者の「知」の社会学』単著，立教大学出版会 『自立と福祉—制度・臨床への学際的アプローチ』共著，現代書館 『苦悩することの希望—専門家のサファリングの人類学』共著，協同医書 『医師・医学生のための人類学・社会学—臨床症例／事例で学ぶ』共著，ナカニシヤ出版 『現代日本の「看取り文化」を構想する』共著，東京大学出版会

編著者紹介

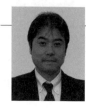

戸ヶ里　泰典（とがり・たいすけ）

・執筆章→1・2・3・5・6・7・15

1975年	神奈川県に生まれる
2008年	東京大学大学院医学系研究科健康社会学分野博士後期課程修了
現在	東京大学医学部付属病院看護部，山口大学医学部衛生学教室講師，放送大学准教授を経て2016年より放送大学教授。博士（保健学），看護師，保健師
専攻	健康社会学，基礎看護学
主な著書	『ストレス対処力 SOC』共編著，有信堂高文社
	『思春期のストレス対処力 SOC』共編著，有信堂高文社
	『健康生成力 SOC と人生・社会』編著，有信堂高文社
	『新・生き方としての健康科学』共著，有信堂高文社
	『健康行動理論による研究と実践』共著，医学書院
	『系統看護学講座別巻　看護情報学』共著，医学書院
	『社会福祉学習双書　社会学と社会システム』共著，全国社会福祉協議会
	"Asian Perspectives and Evidence on Health Promotion and Education" 共著，Springer
	"The Handbook of Salutogenesis" 共著，Springer　など

放送大学教材　1710222-1-2311（ラジオ）

新訂　健康と社会

発　行　　2023年3月20日　第1刷

編著者　　戸ヶ里泰典

発行所　　一般財団法人　放送大学教育振興会
　　　　　〒105-0001　東京都港区虎ノ門1-14-1　郵政福祉琴平ビル
　　　　　電話　03（3502）2750

Printed in Japan　ISBN978-4-595-32399-7　C1347